Krankenpflege

in der Akutmedizin

Der vollständige Leitfaden

ALEXANDRE CAREWELL

Inhaltsverzeichnis

« *Die Abteilung für Akutmedizin ist auf die schnelle Behandlung von Patienten mit plötzlichen Erkrankungen oder Exazerbationen chronischer Erkrankungen spezialisiert, die ein sofortiges medizinisches Eingreifen erfordern.* »

Kapitel 1.
EINFÜHRUNG IN DIE AKUTMEDIZIN

Definition und Umfang der Akutmedizin

Die Akutmedizin, über die in den Krankenhausfluren oft mit einer gewissen Ernsthaftigkeit gesprochen wird, ist nach wie vor das Herzstück der ärztlichen Kunst. Sie befasst sich mit plötzlich auftretenden Krankheiten, abrupten Pathologien und physiologischen Störungen, die ein schnelles und gezieltes Eingreifen erfordern. Wenn ein Patient mit alarmierenden Symptomen ins Krankenhaus kommt, sei es ein plötzlicher Brustschmerz, Atemnot oder Bewusstlosigkeit, betritt er die Welt der Akutmedizin.

Aber was bedeutet das eigentlich? Vereinfacht gesagt ist die Akutmedizin ein medizinischer Zweig, der sich mit der Beurteilung und sofortigen Behandlung von schweren und dringenden Erkrankungen befasst. Sie ist nicht auf ein bestimmtes Fachgebiet beschränkt, sondern umfasst eine Vielzahl von Disziplinen, von Trauma über Infektiologie bis hin zu Kardiologie und vielen anderen. Sie erfordert von den Angehörigen der Gesundheitsberufe nicht nur ein fundiertes Wissen über Krankheiten, sondern auch die Fähigkeit, in Momenten, in denen jede Sekunde zählt, fundierte Entscheidungen zu treffen.

Die Tragweite der Akutmedizin geht über die bloße medizinische Intervention hinaus. Sie umfasst auch die menschlichen, organisatorischen und sogar ethischen Dimensionen der Behandlung. Nehmen wir zum Beispiel einen Patienten, der mit Atemnot eingeliefert wird: Seine Behandlung beschränkt sich nicht auf die Stabilisierung seiner Atmung. Sie umfasst auch die Bewältigung seiner Schmerzen und Ängste, die Kommunikation mit seiner

Familie, die Koordination mit anderen Spezialisten und manchmal auch das Treffen heikler Entscheidungen bezüglich der Lebensqualität und der Versorgung am Lebensende.

Im Krankenhausumfeld ist die Akutmedizin oft gleichbedeutend mit einer spürbaren Hektik. Die Teams rücken schnell aus, die Monitore klingeln und die medizinischen Fachkräfte sind ständig in Alarmbereitschaft und bereit zu handeln. Doch diese Dringlichkeit schließt die Notwendigkeit eines aufmerksamen Zuhörens, einer klaren Kommunikation und einer respektvollen und mitfühlenden Pflege nicht aus.

Die Akutmedizin ist ein heikler Tanz zwischen Dringlichkeit und Geduld, zwischen Wissenschaft und Menschlichkeit. Sie ist ein Spiegelbild einer sich schnell entwickelnden Gesellschaft, in der die Erwartungen an die Pflege hoch sind und die Medizintechnik sich ständig weiterentwickelt. Doch im Herzen all dessen bleibt das Wesen der Medizin bestehen: die unerschütterliche Verpflichtung, zu pflegen, zu heilen und, wenn dies nicht möglich ist, Trost und Würde zu spenden.

Die Bedeutung des Krankenpflegers in der Akutversorgung

Wenn man an die geschäftigen Flure einer Notaufnahme oder das ständige Klingeln einer Intensivstation denkt, kommt einem sofort das Bild von Krankenpflegern in den Sinn, die um Betten herumstehen, Patienten an Monitore anschließen, Medikamente verabreichen und besorgten Familienangehörigen beruhigende Worte zukommen lassen. Krankenpfleger spielen in der Akutmedizin eine zentrale Rolle, die oft unterschätzt wird, aber absolut wichtig ist.

Krankenpfleger sind die eigentlichen Wächter der Akutmedizin. Sie sind die ersten, die subtile Veränderungen im Zustand eines Patienten bemerken, eingreifen, wenn sich die Situation verschlechtert, und die Pflege zwischen verschiedenen Gesundheitsfachkräften koordinieren. Dank ihrer fundierten Ausbildung sind sie in der Lage, klinische Situationen genau einzuschätzen, lebensrettende Maßnahmen einzuleiten und komplexe Pflegeleistungen sicher zu erbringen.

Die Bedeutung des Krankenpflegers erschöpft sich jedoch nicht in diesen technischen Fähigkeiten. Ihre Rolle ist auch untrennbar mit der menschlichen Dimension der Pflege verbunden. In einer medizinischen Welt, in der sich alles zu beschleunigen scheint, nimmt sich der Krankenpfleger die Zeit, zuzuhören, zu beruhigen und zu erziehen. Er ist oft das beruhigende Gesicht, das Sorgen zerstreut, der Vertraute, der sich unausgesprochene Ängste anhört, und der Führer, der die oft komplexen Entscheidungen der Patienten und ihrer Familien erhellt.

Krankenpfleger sind auch Vermittler. Im Labyrinth der medizinischen Akutversorgung stellen sie die Verbindung zwischen Ärzten, Therapeuten, Sozialarbeitern und anderen Teammitgliedern her. Sie koordinieren die Pflege, sorgen dafür, dass Interventionen rechtzeitig erfolgen, und stellen sicher, dass der Pflegeplan verständlich und patientenzentriert ist.

Er ist auch der Krankenpfleger, der Tag für Tag und Nacht für Nacht am Bett des Patienten wacht, die Lebenszeichen überwacht, die Behandlung anpasst und unschätzbare emotionale Unterstützung leistet. In Krisenzeiten ist er die Ruhe inmitten des Sturms, indem er die Dringlichkeit der Situation geschickt mit einem patientenzentrierten Ansatz ausgleicht.

Der Einfluss des Krankenpflegers auf die Ergebnisse von Patienten in der Akutmedizin ist unbestritten. Studien haben gezeigt, dass die Qualität der Krankenpflege in direktem Zusammenhang mit der Senkung der Sterblichkeit, der Komplikationen und der Wiederaufnahmen steht. Somit spielen sie über ihre sichtbare Rolle hinaus eine grundlegende Rolle bei der Optimierung der Gesundheit und des Wohlbefindens der Patienten.

In der komplexen und anspruchsvollen Welt der Akutmedizin ist der Krankenpfleger ein Anker, eine treibende Kraft und ein Leuchtturm. Ihre Bedeutung geht über die medizinische Versorgung hinaus und berührt den Kern dessen, was es bedeutet, wirklich zu heilen, zu unterstützen und sich zu kümmern.

Der Übergang vom Studenten zum professionellen Krankenpfleger in der Akutmedizin

Der Übergang vom Klassenzimmer in die klinische Realität ist einer der tiefsten und bedeutendsten Sprünge, die ein Krankenpfleger machen kann. Wo sich das Studium auf Theorie, technische Fertigkeiten und simulierte Szenarien konzentriert, bietet die reale Welt der Akutmedizin ein intensives Eintauchen in eine Welt, in der Entscheidungen unmittelbare und greifbare Konsequenzen haben.

Der Übergang vom Schüler zum professionellen Krankenpfleger in der Akutmedizin gleicht einer Metamorphose. Der mit Wissen bewaffnete, aber noch zögerliche Neuling entwickelt sich zu einer selbstbewussten Fachkraft, die in der Lage ist, in oft stressigen Situationen fundierte Entscheidungen zu treffen.

Der Ozean der klinischen Realitäten

Schon bei den ersten Schritten in einer akutmedizinischen Abteilung wird der junge Krankenpfleger mit einem Wirbelsturm von Aktivitäten konfrontiert. Die Patienten benötigen sofortige Pflege, die Monitore klingeln und die Dringlichkeit ist spürbar. Wo Lehrbücher klare und strukturierte Fälle boten, zeigt die Realität Patienten mit komplexen Symptomen, Geschichten, die mit Komorbiditäten, Medikamenten und Emotionen verwoben sind.

Aufbau von Vertrauen und Kompetenz

Die ersten Einsätze eines frisch ausgebildeten Krankenpflegers sind oft von doppelter Kontrolle, zögerlichem Fragen und Abhängigkeit von erfahreneren Kollegen geprägt. Mit den Tagen, die vergehen, formen wiederholte Praxis und gesammelte Erfahrung jedoch seine Kompetenz und sein Vertrauen. Die Handgriffe werden sicherer, die Fähigkeit, Prioritäten zu setzen, verfeinert sich und das klinische Urteilsvermögen vertieft sich.

Die Bedeutung von Mentoring

Die Anleitung durch ältere Krankenpfleger ist in diesem Übergangsprozess von entscheidender Bedeutung. Sie dienen als Vorbilder, geben praktische Ratschläge, teilen ihre Erfahrungen und ermutigen den neuen Krankenpfleger vor allem dazu, kritisch zu denken. Informelles oder strukturiertes Mentoring kann die Lernkurve des Berufsanfängers stark beeinflussen.

Emotionales Wachstum

Neben den klinischen Fähigkeiten umfasst der Übergang auch eine emotionale Veränderung. Im Umgang mit Leid, Tod oder ethischen Dilemmas lernt der junge Krankenpfleger, sich in seinen eigenen Emotionen zurechtzufinden, ein Gleichgewicht zwischen Empathie und Professionalität zu finden und mit Stress und Müdigkeit umzugehen.

Die Integration in das Team

Ein weiterer wesentlicher Aspekt ist die Integration in das

multidisziplinäre Team. Zu lernen, wie man effektiv mit Ärzten, Therapeuten, Pflegehelfern und anderen Teammitgliedern kommuniziert, ist entscheidend für eine optimale Patientenversorgung.

Dieser Übergang ist eine Reise des Lernens, der Entdeckung und des persönlichen und beruflichen Wachstums. Sie ist zweifellos mit Herausforderungen verbunden, aber auch mit Errungenschaften, die die Leidenschaft für den Beruf und das Engagement für das Wohl der Patienten stärken. Und am Ende dieser Reise steht ein erfüllter, kompetenter Krankenpfleger, der bereit ist, sich den vielfältigen Herausforderungen der Akutmedizin mit Selbstvertrauen und Mitgefühl zu stellen.

Kapitel 2.
DAS ARBEITSUMFELD

Notdienste : erste Linie der Akutmedizin

Notaufnahmen werden oft mit den Eingangstüren zur medizinischen Welt verglichen. Sie sind die erste Anlaufstelle für viele Patienten, die sich in einer Krisensituation befinden, sei es durch einen Unfall, plötzliche Schmerzen oder eine medizinische Komplikation. Über die bloße Metapher hinaus spielen diese Stationen eine zentrale Rolle im Bereich der Akutmedizin.

Die Vielzahl der Fälle
Die Notaufnahme ist ein Ort mit einer beeindruckenden klinischen Vielfalt. Innerhalb einer Stunde kann ein Krankenpfleger mit einem Kind mit einem Knochenbruch, einem Erwachsenen, der einen Schwächeanfall erlitten hat, und einem älteren Menschen mit Herzinsuffizienz konfrontiert werden. Diese Vielfalt erfordert Anpassungsfähigkeit, eine breite Wissensbasis und die Fähigkeit, schnell Prioritäten zu setzen.

Die Kunst der Triage
Sobald ein Patient eintrifft, ist die Ersteinschätzung oder Triage von entscheidender Bedeutung. Triage-Krankenpfleger sind darin geschult, den Schweregrad von Symptomen schnell zu beurteilen, Fälle zu identifizieren, die sofortiges Handeln erfordern, und Patienten an die richtige Versorgung zu überweisen. Dieser Prozess stellt sicher, dass diejenigen, die in unmittelbarer Gefahr sind, zuerst Aufmerksamkeit erhalten, selbst wenn die Station überlastet ist.

Die Koordinierung der Pflege
Notaufnahmen sind nicht isoliert. Sie interagieren ständig mit anderen Abteilungen - Radiologie, Labor, Chirurgie etc.

Der Krankenpfleger übernimmt häufig die Rolle des Koordinators und sorgt dafür, dass die notwendigen Untersuchungen schnell durchgeführt und die richtigen Spezialisten rechtzeitig hinzugezogen werden.

Mit Druck umgehen

Notfallsituationen sind von Natur aus stressig. Krankenpfleger und Ärzte müssen oft innerhalb von Minuten lebenswichtige Entscheidungen treffen und dabei mit ihren eigenen Emotionen und denen der Patienten und Familien umgehen. Dieser Druck erfordert eine solide Ausbildung, emotionale Belastbarkeit und ständige Unterstützung durch das Team.

Kommunikation im Chaos

Inmitten der Hektik ist eine klare und prägnante Kommunikation von entscheidender Bedeutung. Ob es darum geht, einen Arzt über eine Änderung des Zustands zu informieren, einen ängstlichen Patienten zu beruhigen oder sich mit einem anderen Team zu koordinieren - die Fähigkeit, präzise Informationen zu vermitteln, kann über Leben und Tod entscheiden.

Ethische und menschliche Herausforderungen

Notfallsituationen werfen oft komplexe ethische Fragen auf: Wann soll eine Reanimation abgebrochen werden? Wie geht man mit Behandlungsverweigerungen um? Angesichts dieser Dilemmasituationen muss das Team zusammenkommen, sich auf solide ethische Grundsätze stützen und vor allem den Patienten in den Mittelpunkt der Entscheidungen stellen.

Notaufnahmen verkörpern den Inbegriff der Akutmedizin. Sie sind der Ort, an dem die medizinische Theorie auf die rohe Realität trifft, an dem die klinische Kompetenz ständig auf die Probe gestellt wird und an dem die Menschlichkeit jedes einzelnen Angehörigen der Gesundheitsberufe in jedem Moment gefragt ist. In diesem unaufhörlichen Tanz zwischen Wissenschaft, Ethik und Emotion bleibt die Notaufnahme ein wesentlicher Pfeiler des

Gesundheitssystems, der unermüdlich über diejenigen wacht, die ihn am dringendsten benötigen.

Die Intensivstation :
im Herzen der Schwerkraft

Wenn es einen Ort im Krankenhaus gibt, an dem die Zerbrechlichkeit des Lebens in jedem Moment spürbar ist, dann ist es die Intensivstation (ISS). Jede Maschine, die piept, jeder Monitor, der Kurven anzeigt, jeder Pfleger, der sich um ein Bett schart, zeugt von dem ständigen Kampf zwischen Leben und Tod. Die Intensivstation ist das Herzstück der Akutmedizin und ein Zufluchtsort für die kritischsten Fälle.

Patienten in kritischen Situationen
Patienten, die auf einer Intensivstation aufgenommen werden, weisen Ausfälle eines oder mehrerer lebenswichtiger Organe auf. Ob es sich um eine Ateminsuffizienz handelt, die eine mechanische Beatmung erfordert, um einen septischen Schock oder ein schweres Trauma, der Zustand dieser Patienten erfordert eine ständige Überwachung und Interventionen.

Eine hochtechnologische Umgebung
Die USI ist ein Konzentrat an fortschrittlicher medizinischer Technologie. Beatmungsgeräte, Herzmonitore, Infusionspumpen, Dialysegeräte - jedes Gerät spielt eine entscheidende Rolle. Doch diese Maschinen sind nur Werkzeuge. Es sind die Fähigkeiten, die Wachsamkeit und das Fachwissen der Krankenpfleger und Ärzte, die diese Technologie in echte lebensrettende Pflege verwandeln.

Eine multidisziplinäre Zusammenarbeit
Die Intensivstation vereint ein hochspezialisiertes Team. Neben Krankenpflegern und Intensivmedizinern arbeiten hier auch Physiotherapeuten, Ernährungswissenschaftler, Pharmakologen und viele andere. Diese Zusammenarbeit

ist von entscheidender Bedeutung, um die Komplexität der Fälle zu bewältigen und eine ganzheitliche Patientenversorgung zu gewährleisten.

Entscheidungsfindung unter Zeitdruck

In einer Umgebung, in der jede Sekunde zählt, muss die Entscheidungsfindung schnell, fundiert und evidenzbasiert sein. Dies erfordert nicht nur umfassende medizinische Kenntnisse, sondern auch eine effektive Kommunikation innerhalb des Teams und mit den Angehörigen der Patienten.

Emotionale und ethische Herausforderungen

Die Intensivstation ist auch Schauplatz intensiv emotionaler Momente. Die Familien erleben dort Angst, Hoffnung und Trauer. Entscheidungen über therapeutischen Eifer, Pflegeeinschränkungen oder Organspenden sind an der Tagesordnung und erfordern einen rigorosen ethischen Ansatz, der von Menschlichkeit geprägt ist.

Die Bedeutung der psychologischen Unterstützung

Die emotionale Schwere der Intensivstation wirkt sich nicht nur auf die Patienten und ihre Familien aus. Gesundheitsfachkräfte, die täglich mit Extremsituationen konfrontiert sind, können Stress, Müdigkeit oder sogar Symptome posttraumatischer Belastungsstörung verspüren. Psychologische Unterstützung, Supervision und Schulungen zur Stressbewältigung sind daher von entscheidender Bedeutung.

Die Intensivstation ist mehr als nur eine Krankenhausstation, sie ist ein Mikrokosmos, in dem Wissenschaft, Pflege und Menschlichkeit miteinander verwoben sind. In diesem begrenzten Raum zählt jeder Handgriff, jede Entscheidung wiegt schwer, jeder gemeinsame Moment ist kostbar. Die Intensivstation ist ein Beispiel für die extreme Schwere bestimmter medizinischer Zustände, aber auch für die Entschlossenheit, das Engagement und das unerschütterliche Mitgefühl der Menschen, die dort arbeiten.

Schockräume und Beobachtungsräume

Wenn man an die Notaufnahme eines Krankenhauses denkt, kommen einem häufig Bilder von Schockräumen und Beobachtungszimmern in den Sinn. Diese Räume sind zwar unterschiedlich, aber untrennbar mit dem Prozess der Akutversorgung verbunden und stellen wichtige Etappen im Patientenverlauf dar.

Schockräume: Die lebensrettende Intervention
In den Schockräumen werden Patienten in kritischen Situationen behandelt, die sofortige Eingriffe benötigen, um ihren Zustand zu stabilisieren.

- **Ausstattung und Vorbereitung**: Diese Räume sind für jeden Notfall ausgerüstet - von der Herz-Lungen-Wiederbelebung bis zur Behandlung eines schweren Traumas. Sie müssen ständig bereit sein, jederzeit einen Patienten aufzunehmen.
- **Das Team** in Aktion: Die Arbeit im Schockraum erfordert eine enge Zusammenarbeit zwischen Ärzten, Krankenpflegern, Pflegehelfern und Technikern. Jedes Teammitglied kennt seine Rolle und die Handgriffe, die es ausführen muss, egal ob es um die Verabreichung von Medikamenten, das Vorbereiten einer Ausrüstung oder die Kommunikation mit anderen Abteilungen geht.
- **Schnelle Entscheidungsfindung**: Angesichts eines Patienten in Not zählt jede Sekunde. Fachkräfte müssen die Situation schnell einschätzen, sich für die beste Maßnahme entscheiden und diese ohne zu zögern durchführen.

Die Beobachtungsräume: Die engmaschige Überwachung
Nach einer ersten Operation werden die Patienten häufig in die Beobachtungsräume verwiesen. Diese Räume sind dazu gedacht, den Zustand der Patienten über einen

längeren Zeitraum zu überwachen, in der Regel von einigen Stunden bis zu einem Tag.

- **Die Bedeutung der Überwachung**: Auch nach der Stabilisierung können bei Patienten Komplikationen auftreten oder sich ihr Zustand verändern. Die Beobachtungsräume ermöglichen eine ständige Überwachung und stellen sicher, dass im Bedarfsfall schnell eingegriffen werden kann.
- **Fortlaufende Beurteilung**: Während ihres Aufenthalts in der Beobachtungsstation werden die Patienten regelmäßig beurteilt. Untersuchungen, Analysen und Konsultationen mit Spezialisten helfen, die Diagnose zu verfeinern und die Behandlung anzupassen.
- **Vorbereitung auf das** weitere Vorgehen: Der Beobachtungsraum ist auch der Ort, an dem über das weitere Vorgehen des Patienten entschieden wird. Je nach seinem Zustand kann er ins Krankenhaus aufgenommen, an eine andere Abteilung verwiesen oder mit speziellen Empfehlungen nach Hause entlassen werden.

Die Schock- und Beobachtungsräume symbolisieren die beiden Pole des Kontinuums der Notaufnahme: die sofortige Intervention bei einer Krise und die engmaschige Überwachung bis zur vollständigen Stabilisierung. Diese beiden Umgebungen sind zwar in ihrer Funktion unterschiedlich, haben aber ein gemeinsames Ziel: die bestmögliche Versorgung für jeden Patienten in jeder Phase seines Aufenthalts in der Notaufnahme zu gewährleisten. In diesen Umgebungen mischt sich medizinisches Fachwissen mit Wohlwollen, Effizienz mit Mitgefühl und bietet eine angemessene Antwort auf die Komplexität und Dringlichkeit der angetroffenen Situationen.

Kapitel 3.
GRUNDLEGENDE FÄHIGKEITEN
IN DER AKUTMEDIZIN

Schnelle und effektive Bewertung

• Die Kunst des Sortierens

Triage, abgeleitet vom französischen Wort "trier", ist ein grundlegender Bestandteil der medizinischen Welt, insbesondere im Zusammenhang mit Notaufnahmen. Es ist ein Prozess, bei dem medizinisches Fachpersonal die Dringlichkeit und Schwere der Erkrankungen von Patienten beurteilt, um die Priorität der Behandlung zu bestimmen. Auch wenn es wie eine einfache Klassifizierung aussehen mag, ist die Triage eine heikle Kunst, die medizinisches Wissen, klinische Intuition und Mitgefühl vereint.

Die Notwendigkeit der Triage

In einer Situation, in der die Ressourcen - Zeit, Personal und Ausrüstung - begrenzt sind, ist es von entscheidender Bedeutung, diejenigen, die eine sofortige Behandlung benötigen, schnell zu identifizieren. Dadurch wird sichergestellt, dass die Patienten mit dem größten Risiko zuerst einen Arzt sehen, unabhängig von der Reihenfolge ihres Eintreffens.

Die wichtigsten Kriterien für die Beurteilung

Die Triage beruht nicht auf einem einzelnen Zeichen oder Symptom. Stattdessen beurteilt der Krankenpfleger bei der Triage eine Kombination von Faktoren:

- **Hauptsymptome**: Welche Anzeichen und Symptome werden vorgestellt? Ein Brustschmerz wird z. B. oft mit höherer Priorität behandelt als ein verstauchter Knöchel.

- **Vitalzeichen**: Parameter wie Herzfrequenz, Blutdruck, Atemfrequenz und Temperatur können auf eine medizinische Notlage hinweisen.
- **Allgemeines Erscheinungsbild**: Manchmal kann die bloße Beobachtung des Patienten Hinweise liefern. Ein blasser, schwitzender oder offensichtlich hilfloser Patient ist ein Alarmzeichen.

Die Ebenen der Triage

Die meisten Triage-Systeme teilen die Patienten in verschiedene Kategorien ein, von Fällen, die sofortiges Handeln erfordern, bis hin zu solchen, die länger warten können. Diese Ebenen sorgen für eine effiziente Verteilung der Ressourcen.

Die Bedeutung der Kommunikation

Ein wesentlicher Aspekt der Triage ist die Fähigkeit, effektiv mit den Patienten zu kommunizieren, um in einem begrenzten Zeitraum eine klare Krankengeschichte zu erhalten. Außerdem ist es von entscheidender Bedeutung, den Patienten und ihren Familien zu erklären, warum einige länger warten müssen als andere, um Angst und Frustration zu minimieren.

Ausbildung und Auffrischung der Fähigkeiten

Die medizinische Welt entwickelt sich ständig weiter, und Triageprotokolle sind keine Ausnahme. Krankenpfleger für Triage müssen regelmäßig geschult werden und mit den neuesten Empfehlungen und Forschungsergebnissen auf dem Laufenden sein, um eine genaue und effektive Triage zu gewährleisten.

Emotionale Herausforderungen bei der Triage

Das Aussortieren von Patienten - einige mit geringfügigen Beschwerden, andere in lebensbedrohlichen Situationen - kann emotional anstrengend sein. Die Fachkräfte müssen nicht nur mit ihren eigenen Emotionen umgehen, sondern auch mit denen der Patienten und Familien, die oft ängstlich oder verängstigt sind.

Die Kunst der Triage ist ein zarter Tanz zwischen Dringlichkeit, Ernsthaftigkeit, Ressource und Mitgefühl. Sie ist der entscheidende erste Schritt in einem Behandlungspfad, der Leben retten kann. Wenn man die Feinheiten und Herausforderungen der Triage versteht, kann man die Bedeutung dieses Prozesses und die Hingabe derjenigen, die ihn praktizieren, besser einschätzen.

• Techniken zur Ersteinschätzung

Die Erstbeurteilung eines Patienten ist einer der entscheidendsten Schritte im medizinischen Betreuungsprozess, insbesondere in der Akutmedizin. Sie vermittelt der medizinischen Fachkraft einen ersten Eindruck, der die weiteren Untersuchungen und Maßnahmen steuert. Diese Beurteilung ist eine Kombination aus Beobachtungen, gezielten Fragen und körperlichen Untersuchungen, die alle innerhalb eines kurzen Zeitraums durchgeführt werden, um die Wirksamkeit der Behandlung zu maximieren.

1. Systematischer Ansatz :
Ein Bewertungsprozess muss methodisch sein, um sicherzustellen, dass keine entscheidenden Elemente übersehen werden.

- **A - Luftwege**: Stellen Sie sicher, dass die Luftwege des Patienten frei sind.
- **B - Atmung**: Beurteilen Sie die Qualität, Häufigkeit und Regelmäßigkeit der Atmung.
- **C - Kreislauf**: Überprüfen Sie den Puls und die Hautfarbe und achten Sie auf Anzeichen eines Schocks.
- **D - Neurologische Beeinträchtigung**: Beurteilen Sie den Grad des Bewusstseins, die Größe und Reaktionsfähigkeit der Pupillen und die motorische und sensible Funktion.

- **E - Exposition/Umgebungsuntersuchung**: Exponieren Sie den Patienten, um nach möglichen verborgenen Verletzungen zu suchen, während Sie seine Privatsphäre wahren und ihn vor äußeren Einflüssen schützen.

2. Anamnese mit der SAMPLE-Technik :
   - **S (Symptome)**: Was der Patient empfindet.
   - **A (Allergien)** : Alle bekannten Allergien.
   - **M (Medikamente)**: Die Medikamente, die der Patient derzeit einnimmt.
   - **P (Medizinische Vorgeschichte)** : Relevante medizinische Vorgeschichte.
   - **L (Last Meal)**: Letzte Mahlzeit, nützlich bei Narkosen oder Operationen.
   - **E (Events)**: Ereignisse, die die aktuelle Situation umgeben.

3. Gezielte körperliche Untersuchung :
Je nach den Beschwerden und Symptomen des Patienten wird eine fokussierte körperliche Untersuchung durchgeführt. Klagt ein Patient z. B. über Brustschmerzen, würde die Auskultation von Herz und Lunge im Vordergrund stehen.

4. Bewertung der Vitalzeichen :
   - **Herzfrequenz**: Gibt die Geschwindigkeit an, mit der das Herz schlägt.
   - **Atemfrequenz**: Die Anzahl der Atemzüge pro Minute.
   - **Blutdruck**: Maß für die Kraft, mit der das Blut gegen die Wände der Arterien drückt.
   - **Temperatur**: Potenzieller Hinweis auf eine Infektion oder andere Erkrankungen.
   - **Sauerstoffsättigung**: Ein Maß für die Menge an Sauerstoff im Blut.

5. Verwendung von diagnostischen Geräten :
Geräte wie das Elektrokardiogramm (EKG), der Sauerstoffsättigungsmonitor und andere können verwendet werden, um eine umfassendere Erstbeurteilung zu ermöglichen.

6. Aktives Zuhören und Beobachten :
Neben den körperlichen Untersuchungen und Fragen kann die genaue Beobachtung des Verhaltens, des Aussehens und der Interaktionen des Patienten wertvolle Hinweise auf seinen Zustand liefern.

Die Ersteinschätzung ist ein dynamischer Prozess, der eine gründliche Ausbildung, Praxis, klinische Intuition und die Fähigkeit erfordert, auf der Grundlage der gesammelten Informationen schnell zu handeln. Es ist dieser erste Eindruck, der häufig die Richtung der weiteren Versorgung vorgibt, was diesen Schritt zu einem der vitalsten in der Behandlung von Akutpatienten macht.

Notfalltechniken :
von der Reanimation bis zur Intubation

Akutmedizinische Notfallsituationen erfordern schnelles, entschlossenes Handeln, das auf präzisen technischen Fertigkeiten beruht, um Leben zu retten. In dieser Welt gehören bestimmte Maßnahmen wie die Herz-Lungen-Wiederbelebung (CPR) und die Intubation zu den kritischsten. Sie erfordern nicht nur eine spezielle Ausbildung, sondern auch die Fähigkeit, unter Druck ruhig zu bleiben.

1. Kardiopulmonale Reanimation (CPR)
  • **Ziel**: Wiederherstellung des Blutkreislaufs und der Sauerstoffversorgung, wenn das Herz aufhört zu schlagen.

- Technisch :
- **Positionierung** : Legen Sie den Patienten auf eine harte Unterlage und stellen Sie sich neben ihn.
- **Kompression:** Mit den Händen übereinander üben Sie einen festen, schnellen Druck auf das Brustbein aus, sodass sich das Herz zwischen jeder Kompression füllen kann.
- **Beatmung:** Nach 30 Kompressionen zwei Beatmungen durchführen (falls dafür ausgebildet), entweder durch Mund-zu-Mund-Beatmung oder mithilfe einer Barrieremaske.

2. Defibrillation
- **Ziel:** Behandlung von Kammerflimmern oder pulsloser ventrikulärer Tachykardie durch Abgabe eines elektrischen Schocks an das Herz.
  - Technisch :
  - **Vorbereitung:** Stellen Sie sicher, dass der Patient von allen leitfähigen Geräten getrennt ist. Platzieren Sie die Elektroden/Pads gemäß den Richtlinien des Herstellers auf der Brust.
  - **Defibrillation:** Wählen Sie die geeignete Energie aus, informieren Sie alle Personen, sich zu entfernen, und geben Sie dann den Schock ab.

3. Verwaltung der Luftwege
- **Ziel:** Gewährleistung eines freien Luftwegs für eine wirksame Belüftung.
  - Technisch :
  - **Positionierung:** Verwenden Sie die Subluxation des Kopfes und das Anheben des Kinns oder den Unterkiefergriff, um die Atemwege zu öffnen.
  - **Absaugen:** Wenn Sekrete oder Erbrochenes die Atemwege blockieren, verwenden Sie einen Staubsauger, um sie zu entfernen.

4. Intubation

- **Ziel**: Herstellung eines geschützten Luftwegs und Gewährleistung einer angemessenen Beatmung, insbesondere in Situationen, in denen die Spontanatmung beeinträchtigt ist.
  - Technisch :
  - **Vorbereitung**: Sammeln Sie alle benötigten Materialien, einschließlich Laryngoskop, Endotrachealtubus, Stethoskop und Tubusbefestigungsmaterial.
  - **Positionierung** : Bringen Sie den Patienten in die "Sniffing"-Position (zervikale Extension und atlanto-okzipitale Flexion).
  - **Visualisierung**: Führen Sie den Spatel des Laryngoskops in den Mund ein, bewegen Sie die Zunge und visualisieren Sie die Stimmbänder.
  - **Einführen des Tubus**: Schieben Sie den Endotrachealtubus durch die Stimmbänder, während Sie visualisieren.
  - **Bestätigung**: Bestätigen Sie die Position mithilfe von Methoden wie Auskultation, Kondensationsvisualisierung oder einem Kapnographen.

Jede dieser Techniken erfordert nicht nur technisches Können, sondern auch die Fähigkeit, effektiv mit dem gesamten medizinischen Team zusammenzuarbeiten. In der stürmischen Umgebung von Notfällen hängt der Erfolg oft von der Kombination aus individuellen Fähigkeiten und einer einwandfreien Teamkoordination ab. Diese Einsätze sind die Essenz der Notfallmedizin, bei der jede Sekunde zählt und oft das Leben auf dem Spiel steht.

Kommunikation in Krisensituationen

• Zusammenarbeit mit dem medizinischen Team

In der hektischen und komplexen Welt der Akutmedizin ist die Zusammenarbeit innerhalb des medizinischen Teams von entscheidender Bedeutung, um eine sichere und effektive Patientenversorgung zu gewährleisten. In diesem Kapitel wird die Dynamik der Zusammenarbeit zwischen dem Krankenpfleger und den verschiedenen Mitgliedern des medizinischen Teams untersucht und wie diese Synergie eine bessere Versorgung fördert.

1. Die Rolle jedes Mitglieds verstehen
   - **Der Arzt**: Als klinischer Leiter stellt er Diagnosen, verschreibt Behandlungen und überwacht die Entwicklung der Patienten.
   - **Krankenpfleger**: Übernimmt eine zentrale Rolle bei der Koordinierung der Pflege, der Verabreichung von Medikamenten, der Überwachung der Patienten und der Aufklärung.
   - **Labortechniker/in**: Sorgt für die Analyse von Proben, um die Diagnose und Überwachung anzuleiten.
   - **Der Radiologe**: Interpretiert medizinische Bilder und liefert entscheidende Informationen für die Diagnose.
   - **Paramedizinische Fachkräfte**: Physiotherapeuten, Ergotherapeuten, Ernährungswissenschaftler usw., sie stellen ihre Fachkenntnisse in den Dienst des Patienten.
   - **Verwaltungspersonal**: Verwaltet die logistischen und organisatorischen Aspekte und gewährleistet so den reibungslosen Betrieb der Einheit.
2. Effektive Kommunikation
   - **Aktives Zuhören**: Ein offenes Ohr für die Sorgen und Vorschläge jedes Mitglieds haben.

- **Feedback:** Sicherstellen einer Kommunikationsschleife, insbesondere bei der Erteilung von Anweisungen.
- **Verwendung standardisierter Tools** : Checklisten, Warnsysteme und gemeinsam genutzte Protokolle sorgen für gegenseitiges Verständnis.

3. Kollaborative Entscheidungsfindung
- **Multidisziplinäre Diskussion:** Regelmäßige Treffen, um komplexe Fälle zu besprechen und einen kohärenten Pflegeplan zu erstellen.
- **Nutzung der Kompetenzen jedes Mitglieds:** Anerkennung und Aufwertung der individuellen Fachkenntnisse für eine bessere Betreuung.

4. Umgang mit Konflikten
- **Proaktive Lösung:** Probleme ansprechen, sobald sie auftreten, bevor sie sich verschlimmern.
- **Mediation:** Wenn nötig, eine dritte Person hinzuziehen, um die Lösung zu erleichtern.
- **Training in Beziehungsfähigkeit:** Regelmäßige Sitzungen zur Stärkung der Kommunikation und des gegenseitigen Verständnisses.

5. Fortlaufende Bildung und Ausbildung
- **Gemeinsame Fortbildungen:** Sitzungen, in denen verschiedene Berufsgruppen gemeinsam lernen, um die Zusammenarbeit zu verbessern.
- **Rollentausch:** Verständnis für die Verantwortung anderer, Stärkung von Empathie und Kooperation.

Die Zusammenarbeit innerhalb des medizinischen Teams ist das schlagende Herz der Akutmedizin. Sie geht über die bloße berufliche Interaktion hinaus und schafft ein Umfeld, in dem der Patient im Mittelpunkt einer Konstellation von Experten steht, von denen jeder sein einzigartiges Licht einbringt, um den Weg zur Genesung zu beleuchten. Der Krankenpfleger als zentrales Glied in diesem Team spielt eine entscheidende Rolle bei der Förderung dieser Zusammenarbeit.

• Mit Patienten und Angehörigen kommunizieren

Kommunikation ist das Herzstück der Krankenpflege. Im stressigen Umfeld der Akutmedizin ist die Fähigkeit, mit Patienten und ihren Angehörigen in einen Dialog zu treten, nicht nur für eine qualitativ hochwertige Pflege von entscheidender Bedeutung, sondern auch für den Aufbau einer vertrauensvollen Beziehung. Dieses Kapitel untersucht die Nuancen dieser Kommunikation, Techniken, um sie zu erleichtern, und die Bedeutung von Mitgefühl und Empathie.

1. Einen ersten Kontakt herstellen
   - **Ruhiger Ansatz**: Ein sanftes Betreten des Zimmers, ein beruhigender Tonfall und eine offene Körperhaltung tragen dazu bei, den Patienten zu beruhigen.
   - **Klare Präsentation**: Stellen Sie sich immer vor und erklären Sie Ihre Rolle.
   - **Aktives Zuhören**: Lassen Sie den Patienten seine Bedenken ohne Unterbrechung äußern.
2. Effektive Kommunikationstechniken
   - **Angemessene Sprache**: Vermeiden Sie medizinischen Jargon und stellen Sie sicher, dass der Patient und seine Angehörigen die Informationen verstehen.
   - **Offene Fragestellung**: Ermutigen Sie den Patienten, frei zu sprechen, indem Sie offene Fragen stellen.
   - **Reformulierung**: Wiederholen Sie, was der Patient gesagt hat, um das gegenseitige Verständnis zu bestätigen.
3. Umgang mit Emotionen
   - **Erkennen Sie die Zeichen der Not**: Weinen, Unruhe, Schweigen oder Wut erfordern einen sensiblen Umgang.

- **Trost spenden**: Eine einfache menschliche Berührung, wie eine Hand auf der Schulter, kann großen Trost spenden.
- **Raum für Trauer**: Geben Sie den Angehörigen in den schwierigsten Situationen den Raum und die Zeit, die sie brauchen, um ihre Gefühle auszudrücken.

4. Informieren ohne zu überfordern
- **Informationshierarchie**: Bestimmen Sie, was der Patient und seine Familie unbedingt wissen müssen und was später besprochen werden kann.
- **Schriftliche Dokumente**: Das Bereitstellen von Broschüren oder Informationsblättern kann helfen, das Verständnis zu festigen.

5. Mit den Angehörigen kommunizieren
- **Vertraulichkeit**: Holen Sie immer die Erlaubnis des Patienten ein, bevor Sie medizinische Informationen an Angehörige weitergeben.
- **Einbeziehung in die Pflege**: Ermutigen Sie die Angehörigen, Fragen zu stellen und sich nach Möglichkeit an der Pflege zu beteiligen.

6. Umgang mit schwierigen Situationen
- **Schlechte Nachrichten**: Verfolgen Sie einen sanften und einfühlsamen Ansatz, sorgen Sie für eine private Umgebung und bieten Sie emotionale Unterstützung.
- **Konflikte**: Hören Sie sich die Bedenken an, bleiben Sie ruhig und ziehen Sie gegebenenfalls einen Vermittler hinzu.

7. Nachbereitung gewährleisten
- **Nachprüfung**: Regelmäßig wiederkehren, um sicherzustellen, dass der Patient und seine Angehörigen den Pflegeplan verstehen und sich damit wohlfühlen.
- **Zusätzliche Ressourcen**: Stellen Sie Kontakte oder Referenzen für zusätzliche Unterstützung bereit, z. B. Selbsthilfegruppen oder Beratungsstellen.

Die Kommunikation mit Patienten und ihren Angehörigen geht weit über die bloße Übermittlung von Informationen hinaus. Sie ist eine delikate Kunst, die Einfühlungsvermögen, Geduld und Mitgefühl erfordert. Im Trubel der Akutmedizin macht diese Kommunikation die Pflege menschlich und erinnert in jedem Moment daran, dass hinter jeder Diagnose ein Mensch mit seinen Hoffnungen, Ängsten und Träumen steht.

Kapitel 4.
Häufige Pathologien und krankenpflegerische Betreuung

Herz-Kreislauf-Beschwerden

• Myokardinfarkt

Der Myokardinfarkt, allgemein als Herzinfarkt bekannt, ist ein medizinischer Notfall, der durch das Absterben eines Teils des Herzmuskels aufgrund einer mangelnden Sauerstoffversorgung gekennzeichnet ist. Er ist eine der häufigsten Todesursachen weltweit. Das Verständnis des Herzinfarkts, seiner Ursachen, seiner Symptome und seiner Behandlung ist für jeden in der Akutmedizin tätigen Angehörigen der Gesundheitsberufe von entscheidender Bedeutung.

1. Anatomie und Physiologie des Herzens
   * **Der Herzmuskel (Myokard)**: Sein Aufbau, seine Funktionsweise und seine Bedeutung für den Blutkreislauf.
   * **Koronararterien**: Die Gefäße, die für die Sauerstoffversorgung des Herzens zuständig sind.
2. Ursachen und Mechanismen des Infarkts
   * **Atherosklerose**: Die Ansammlung von Cholesterinplaques in den Arterien, wodurch der Blutfluss verringert wird.
   * **Koronarthrombose**: Die Bildung eines Gerinnsels, das eine Koronararterie blockiert, wodurch ein Teil des Herzens nicht mehr mit Sauerstoff versorgt wird.
   * **Risikofaktoren**: Rauchen, Bluthochdruck, Diabetes, Fettleibigkeit, Familienanamnese usw.

3. Symptome eines Herzinfarkts
- **Brustschmerz**: Wird oft als Druck, Quetschung oder Schmerz beschrieben, der in den Arm, den Kiefer oder den Rücken ausstrahlt.
- Kurzatmigkeit
- Schwitzen, Übelkeit oder Schwindelgefühl
- **Atypische Symptome**: Vor allem bei Frauen, älteren Menschen oder Diabetikern.

4. Diagnose eines Infarkts
- **Elektrokardiogramm (EKG)**: Misst die elektrische Aktivität des Herzens und enthüllt so geschädigte Bereiche.
- **Bluttests**: Messen die Herzenzyme, die bei einer Schädigung des Herzmuskels freigesetzt werden.
- **Koronarangiographie**: Ein bildgebendes Verfahren, das die Koronararterien sichtbar macht.

5. Betreuung in Notsituationen
- **Stabilisierung des Patienten**: Überwachung der Vitalzeichen, Verabreichung von Sauerstoff und Schmerzmitteln.
- **Reperfusion**: Schnelle Wiederherstellung des Blutflusses, entweder durch Thrombolyse (Medikamente, die das Gerinnsel auflösen) oder durch perkutane Koronarintervention (Angioplastie).
- **Medikamente**: Betablocker, Blutgerinnungshemmer, Statine und andere zur Behandlung und Vorbeugung anderer kardialer Ereignisse.

6. Erholung und Rehabilitation
- **Pflege nach einem Herzinfarkt**: Überwachung auf der Intensivstation, Beurteilung der Herzfunktion und Planung der langfristigen Behandlung.
- **Kardiale Rehabilitation**: Beaufsichtigte Programme, die Bewegung, Bildung und Unterstützung kombinieren, um den Patienten zu helfen, wieder ein normales Leben zu führen und einen weiteren Herzinfarkt zu verhindern.

- **Änderungen des Lebensstils**: Rauchen aufgeben, gesunde Ernährung, regelmäßige Bewegung und Stressbewältigung.

7. Vorbeugung eines Herzinfarkts
- **Kontrolle der Risikofaktoren**: Bluthochdruck, Cholesterin, Diabetes.
- **Vorbeugende Medikamente** : Aspirin, Statine, blutdrucksenkende Mittel.
- **Patientenschulung**: Erkennen von Warnsignalen und wann man Hilfe suchen sollte.

Ein Herzinfarkt ist ein schwerwiegendes medizinisches Ereignis, das ein schnelles und kompetentes Eingreifen erfordert. Mit einer angemessenen Behandlung können sich viele Patienten erholen und ein erfülltes und aktives Leben führen. Die Prävention bleibt jedoch der grundlegende Pfeiler, um das Risiko eines Herzinfarkts und seiner potenziell tödlichen Komplikationen zu verringern.

• Akute Herzinsuffizienz

Herzinsuffizienz ist ein Zustand, bei dem das Herz nicht in der Lage ist, das Blut ausreichend zu pumpen, um die Bedürfnisse des Körpers zu erfüllen. Die akute Herzinsuffizienz (AHI) stellt eine rasche Verschlechterung oder eine erste Manifestation der Herzinsuffizienz dar und erfordert häufig eine dringende medizinische Behandlung.

1. Verständnis der Krankheit
- **Herzphysiologie**: Wie das Herz normalerweise funktioniert, um den Blutkreislauf zu gewährleisten.
- **Arten der Insuffizienz**: Links-, Rechts- oder globale Herzinsuffizienz.

2. Ursachen der akuten Herzinsuffizienz
- Koronare Herzkrankheiten
- Unkontrollierter Bluthochdruck
- Herzklappenerkrankungen
- Kardiomyopathien

- Herzrhythmusstörungen
- **Sonstiges**: Infektionen, Arzneimitteltoxizitäten usw.

3. Symptome und klinische Anzeichen
   - Dyspnoe (Kurzatmigkeit)
   - Lungenödem
   - Extreme Müdigkeit
   - Schwellung der Beine, Knöchel und Füße
   - Anhaltender oder keuchender Husten
   - Schnelle Gewichtszunahme

4. Diagnose
   - **Hören auf Herzgeräusche**: Identifizieren von Atemgeräuschen, Knistern in der Lunge.
   - **Echokardiografie**: Direkte Darstellung der Herzfunktion.
   - **Thoraxröntgen**: Identifikation einer Lungenstauung.
   - **Bluttests**: Messung der Werte von BNP (Brain Natriuretic Peptide), einem Marker für ICA.

5. Therapeutische Behandlung
   - **Stabilisierung**: Verabreichung von Sauerstoff, halbsitzende Position
     - Medikamente :
       - **Diuretika**: Um überschüssige Flüssigkeit zu reduzieren.
       - **Vasodilatatoren**: Um die Blutgefäße zu erweitern.
       - **Inotropische Mittel** : Zur Verbesserung der Kontraktilität des Herzens.
   - **Beatmungsunterstützung**: In schweren Fällen, in denen der Patient nicht genügend Sauerstoff erhalten kann.
   - **Fortgeschrittene Behandlungen**: Ventrikuläre Hilfsgeräte, Herztransplantation.

6. Bildung und Nachbereitung
   - **Selbstüberwachung**: Den Patienten soll beigebracht werden, wie sie Frühsymptome einer Exazerbation erkennen können.

- **Änderung des Lebensstils**: salzarme Diät, Gewichtsmanagement, Überwachung der Medikation
- **Aktionsplan**: Wann und wie man medizinische Hilfe sucht.

7. Prävention
- **Management der zugrunde liegenden Krankheiten** : Kontrolle des Blutdrucks, Behandlung der koronaren Herzkrankheit.
- **Impfungen**: Atemwegsinfektionen vorbeugen, die CAI verschlimmern können.
- **Vermeidung von Auslösern**: Übermäßiger Flüssigkeits- oder Salzkonsum, bestimmte nicht verschriebene Medikamente.

Die akute Herzinsuffizienz ist eine ernste Erkrankung, die eine schnelle medizinische Behandlung erfordert. Ein frühzeitiges Eingreifen in Verbindung mit einer angemessenen Aufklärung der Patienten kann die Prognose und die Lebensqualität erheblich verbessern.

Atemwegsbeschwerden

• Schweres akutes Asthma

Asthma ist eine chronisch-entzündliche Erkrankung der Atemwege, die durch wiederkehrende Episoden von Husten, pfeifenden Geräuschen in der Brust, Kurzatmigkeit und Engegefühl in der Brust gekennzeichnet ist. Schweres akutes Asthma, oft auch als "Asthmaanfall" bezeichnet, stellt eine intensive Exazerbation dieser Symptome dar, die potenziell lebensbedrohlich ist und eine sofortige ärztliche Behandlung erfordert.

1. Asthma verstehen
- **Lungenanatomie**: Funktion und Struktur der Atemwege.

- **Pathophysiologie des Asthmas**: Entzündung, Bronchokonstriktion und Hypersekretion von Schleim.

2. Auslösende Faktoren
- **Allergene**: Pollen, Hausstaubmilben, Schimmelpilze, Tierhaare.
- **Reizstoffe**: Tabakrauch, Luftverschmutzung, Parfums.
- **Atemwegsinfektionen**: Erkältungen, Grippe.
- **Emotionale Faktoren**: Stress, Angst.
- **Sonstiges**: Medikamente, Übungen ohne vorheriges Aufwärmen, Wetterbedingungen.

3. Symptome und Anzeichen von schwerem akutem Asthma
- Schnelle und flache Atmung
- Weithin hörbares Pfeifen in der Brust
- Abgeschnittene Sprache
- Sichtbare Angst oder Panik
- Einsatz der Nebenmuskeln beim Atmen
- Zyanose (bläuliche Verfärbung der Haut)

4. Diagnose
- **Klinische Beurteilung**: Beobachten und Abhören der Atemwege.
- **Spirometrie**: Messung des Atemvolumens und der Atemflussrate (in der Krise oft eingeschränkt).
- **Sauerstoffsättigung**: Mithilfe eines Pulsoximeters.

5. Therapeutische Behandlung
- **Schnell wirkende Bronchodilatatoren**: Salbutamol oder Terbutalin, die in der Regel über einen Inhalator oder Vernebler verabreicht werden.
- **Systemische Steroide**: Wie Prednisolon, um die Entzündung zu reduzieren.
- **Sauerstoff**: Für Patienten mit Atemnot oder niedriger Sauerstoffsättigung.
- **Engmaschige Überwachung**: Regelmäßige Bewertung der Vitalzeichen, der Atemfunktion und der Sauerstoffsättigung.

- **Krankenhauseinweisung**: In Fällen, in denen der Anfall nicht schnell auf die Behandlung anspricht oder besonders schwer ist.

6. Bildung und Prävention

- **Asthma-Aktionsplan**: Ein schriftliches, personalisiertes Instrument, das dem Patienten hilft, frühe Exazerbationen zu erkennen und zu bewältigen.
- **Umgang mit Auslösern**: Identifizieren und minimieren Sie die Exposition gegenüber persönlichen Auslösern.
- **Notfallinhalatoren**: Es ist wichtig, immer einen schnell wirkenden Bronchodilatator zur Hand zu haben.
- **Inhalationstechniken**: Stellen Sie sicher, dass der Patient seine Inhalationsgeräte richtig verwendet.

7. Regelmäßige Überwachung

- **Folgekonsultationen**: Regelmäßige Bewertung der Lungenfunktion, der Schwere der Symptome und Anpassung der Medikamente.
- **Impfungen**: Gegen Grippe und Lungenentzündung, um das Risiko von Exazerbationen zu verringern.

Ein schwerer akuter Asthmaanfall ist ein medizinischer Notfall, der ein schnelles Eingreifen erfordert. Eine gute Patientenaufklärung in Verbindung mit einem individuellen Managementplan kann dazu beitragen, viele Exazerbationen zu verhindern und eine schnelle Behandlung zu gewährleisten, wenn sie erforderlich ist.

• Lungenembolie

Eine Lungenembolie (PE) ist eine potenziell lebensbedrohliche Erkrankung, die durch ein Blutgerinnsel verursacht wird, das in die Lunge wandert und in der Regel eine oder mehrere Lungenarterien verstopft. Dies beeinträchtigt den Blutfluss zur Lunge und kann die

Fähigkeit des Körpers, das Blut mit Sauerstoff anzureichern, beeinträchtigen.

1. Verständnis von Lungenembolie
   - **Lungenphysiologie**: Wie die Lunge Blut zur Sauerstoffversorgung erhält.
   - **Thrombose und Embolie**: Bildung und Migration von Gerinnseln.
2. Ursachen und Risikofaktoren
   - **Tiefe Venenthrombose (DVT)**: Bildung eines Gerinnsels in den tiefen Venen, meist in den Beinen, das sich ablösen und in die Lunge wandern kann.
   - **Längere Immobilisierung** : Krankenhausaufenthalt, Langstreckenreisen.
   - **Chirurgie**: Besonders orthopädisch oder abdomino-pelvisch.
   - Krebs.
   - Schwangerschaft und postpartale Phase.
   - **Hormonelle Behandlungen**: Orale Kontrazeptiva, Hormonersatztherapie.
   - Genetische Erkrankungen: Thrombophilie.
3. Symptome und klinische Anzeichen
   - Plötzliche Atemnot.
   - **Brustschmerzen**: Verschlimmert sich beim tiefen Atmen.
   - **Husten**: Manchmal mit Blut
   - Zyanose.
   - Tachykardie.
   - Synkope oder Schwindel.
4. Diagnose
   - **Pulmonale Angiographie**: Goldstandard, wird aber selten verwendet.
   - Lungenszintigraphie.
   - Doppler-Ultraschall der unteren Extremitäten: Suche nach einer assoziierten DVT.
   - Computertomographie (CT) der Lunge mit Injektion: Wird immer häufiger eingesetzt.

- **Bluttests**: D-Dimere, um die Diagnose auszuschließen.

5. Therapeutische Behandlung
- **Antikoagulation**: Niedermolekulares Heparin, Warfarin oder direkte orale Antikoagulanzien.
- **Thrombolyse**: Bei massiver PE oder hämodynamischer Instabilität.
- **Cava-Filter**: Für Patienten mit einer Kontraindikation gegen eine Antikoagulation.
- **Chirurgische Embolektomie**: Selten verwendet, außer in extremen Fällen.

6. Prävention
- **Prophylaxe zur Gerinnungshemmung** : Bei Risikopatienten während eines Krankenhausaufenthalts oder nach bestimmten Operationen.
- **Stützstrümpfe**: Reduzieren das Risiko einer DVT.
- **Frühmobilisierung**: Nach Operationen oder bei längeren Krankenhausaufenthalten.

7. Bildung und Nachbereitung
- **Erkennen von Symptomen**: Bedeutung einer schnellen Behandlung.
- **Antikoagulantien**: Aufklärung über Blutungszeichen, Arzneimittelinteraktionen und regelmäßige Überwachung.
- **Veränderbare Risikofaktoren**: Ermutigen Sie dazu, mit dem Rauchen aufzuhören, ggf. Gewicht zu verlieren und hormonelle Risikofaktoren zu reduzieren.

Die Lungenembolie ist ein medizinischer Notfall, der ein schnelles Eingreifen und eine angemessene Behandlung erfordert. Das Erkennen der Symptome, die Prävention bei Risikopatienten und die Aufklärung der Patienten über Antikoagulanzien sind entscheidend, um die mit diesem Zustand verbundene Morbidität und Mortalität zu senken.

Sepsis und septischer Schock

Sepsis ist eine extreme Körperreaktion auf eine Infektion, die zu Gewebeschäden, Organversagen und zum Tod führen kann. Der septische Schock ist eine Komplikation der Sepsis, die durch einen tiefen und trotz angemessener Gefäßfüllung anhaltenden niedrigen Blutdruck gekennzeichnet ist, was zu einer unzureichenden Perfusion der Organe führt.

1. Definition und Verständnis
   - **Sepsis**: Eine systemische Entzündungsreaktion auf eine Infektion.
   - **Septischer Schock**: Sepsis mit Hypoperfusion des Gewebes trotz adäquater volämischer Reanimation.
2. Ursachen und Risikofaktoren
   - **Bakterielle Infektionen**: Häufiger, einschließlich Lungenentzündungen, Harnwegsinfektionen und Bauchfellentzündungen.
   - **Virus-, Pilz- oder Parasiteninfektionen**: Weniger häufig, aber möglich.
   - **Immunsuppression**: Krebs, Chemotherapie, Steroide, HIV.
   - Hohes Alter.
   - **Chronische Krankheiten**: Diabetes, Nieren- oder Herzinsuffizienz
   - **Medizinische Eingriffe**: Katheter, Operationen, mechanische Beatmung.
3. Symptome und klinische Anzeichen
   - Fieber oder Hypothermie
   - Tachykardie.
   - **Tachypnoe** oder Hyperventilation.
   - Verwirrtheit, Schläfrigkeit.
   - **Arterielle Hypotonie** (insbesondere bei septischem Schock).
   - **Oligurie**: Verminderter Harnfluss.

4. Diagnose
- **Bluttests**: Erhöhte Leukozytenzahl, erhöhte Laktatwerte, Gerinnungsstörungen.
- **Blutkulturen**: Identifizieren Sie den Erreger.
- **Bildgebung**: Lungenröntgen, Computertomografie, Ultraschall, um die Infektionsquelle zu lokalisieren.
- **Proben**: Urin, Liquor, Pleura- oder Peritonealflüssigkeit zur Kultivierung.

5. Therapeutische Behandlung
- **Empirische Antibiotikatherapie**: Rasche Verabreichung von Breitbandantibiotika.
- **Volämische Wiederbelebung**: Kristalloide oder sogar Kolloide
- **Hämodynamische Unterstützung**: Vasopressoren wie Norepinephrin im Falle eines septischen Schocks.
- **Organunterstützung, falls erforderlich**: mechanische Beatmung, Dialyse
- **Source control**: Drainage, Operation oder Entfernung eines medizinischen Geräts, wenn dies die Quelle der Infektion ist.

6. Komplikationen
- **Multiple Organdysfunktion**: Schädigung mehrerer Organe aufgrund von Entzündung und Hypoperfusion.
- **Koagulopathie**: Störungen der Blutgerinnung, die zu Blutungen oder Thrombosen führen können.
- Akutes Nierenversagen.

7. Prävention und Bildung
- **Hygiene**: Händewaschen, aseptische Techniken.
- **Impfungen**: Verhinderung von Infektionen, die zu Sepsis führen können
- **Erkennen von Frühzeichen**: Die Bedeutung einer schnellen medizinischen Intervention bei Verdacht
- **Nachsorge**: Überwachung möglicher Folgeschäden und psychologische Unterstützung

Sepsis und septischer Schock sind wichtige medizinische Notfälle. Ihre schnelle Erkennung und eine angemessene, intensive Behandlung sind entscheidend, um die Sterblichkeit und die mit diesen Erkrankungen verbundenen Folgeerkrankungen zu verringern. Eine gezielte Aufklärung der Angehörigen der Gesundheitsberufe und der breiten Öffentlichkeit ist für die Verbesserung der Ergebnisse von entscheidender Bedeutung.

Traumata und Verletzungen

Traumata und Verletzungen sind Körperverletzungen, die durch äußere physische Kräfte verursacht werden. Sie können von einer einfachen Prellung bis hin zu lebensbedrohlichen Verletzungen reichen. Der Krankenpfleger spielt bei der Beurteilung, Stabilisierung und Behandlung dieser Patienten eine entscheidende Rolle und arbeitet dabei eng mit dem medizinischen Team zusammen.

1. Klassifizierung von Traumata
   * **Geschlossene Traumata**: Keine Verletzung der Haut (z. B. Prellung, nicht offene Fraktur).
   * **Offene Traumata**: Risse in der Haut (z. B. **offene** Wunden, offene Brüche).
   * **Verletzungen, die in die Haut eindringen**: Verletzungen durch spitze Gegenstände oder Projektile (z. B. Schusswunden, Stichwunden).
2. Mechanismen von Verletzungen
   * Stürze.
   * **Straßenverkehrsunfälle**: Fußgänger, Radfahrer, Autofahrer.
   * Quetschungen.
   * Verletzungen durch scharfe oder panzerbrechende Gegenstände.
   * **Verbrennungen**: Thermische, chemische, elektrische **Verbrennungen.**

- **Gewalt**: häusliche **Gewalt**, Aggressionen, Kämpfe

3. Erste Bewertung
   - **ABCDE-Ansatz**: Luftwege (A), Atmung (B), Kreislauf (C), neurologische Defizite (D), Exposition/Umwelt (E).
   - **Triage**: Beurteilung des Schweregrads und Priorisierung der Behandlung
   - **Vollständige körperliche Untersuchung**: Suche nach versteckten Läsionen.

4. Therapeutische Behandlung
   - **Stabilisierung**: Ruhigstellung, Sauerstoffzufuhr, venöse Zugänge
   - **Wiederbelebung**: Bei Herzstillstand.
   - Schmerzbehandlung: Analgesie.
   - **Chirurgische Eingriffe**: Zur Behandlung von Knochenbrüchen, inneren Blutungen oder anderen Verletzungen.

5. Überwachung von Komplikationen
   - **Blutungen**: Äußere und innere **Blutungen.**
   - **Organversagen**: Ateminsuffizienz, Niereninsuffizienz.
   - **Infektionen**: An Stellen mit offenen Wunden.
   - **Neurologische Komplikationen**: Kopfverletzungen, Rückenmarksverletzungen.

6. Psychologische Unterstützung
   - **Umgang mit posttraumatischem Stress**: Zuhören, Unterstützung, Überweisung an Spezialisten
   - Kommunikation mit dem Patienten und der Familie: informieren, beruhigen, begleiten

7. Vermeidung von Traumata
   - **Öffentliche Bildung**: Kampagnen zur Verkehrssicherheit, Vermeidung von Stürzen bei älteren Menschen.
   - **Schutzausrüstung**: Helme, Sicherheitsgurte, reflektierende Westen.

8. Rehabilitation und Wiedereingliederung
   - **Physiotherapie**: Zur Wiederherstellung der Mobilität nach Knochenbrüchen oder Operationen.

- **Ergotherapie**: Hilfe bei der Wiedererlangung der Selbstständigkeit bei alltäglichen Aktivitäten.
- **Medizinische Nachsorge**: Zur Überprüfung des Heilungsprozesses und zur Vermeidung von Folgeschäden.

Traumata und Verletzungen kommen in der Praxis der Notfallmedizin häufig vor. Der Krankenpfleger spielt eine zentrale Rolle bei der Versorgung dieser Patienten, von der Ankunft in der Notaufnahme bis zur Überweisung an eine geeignete Fachrichtung oder zur Entlassung. Schnelligkeit, Genauigkeit und die Koordination mit dem medizinischen Team sind entscheidend, um die bestmögliche Versorgung zu gewährleisten.

Kapitel 5.
DIE PSYCHOLOGISCHE DIMENSION DER AKUTMEDIZIN

Mit Stress umgehen und Burnout

Die Akutmedizin ist ein anspruchsvoller und stressiger Bereich, in dem Krankenpfleger häufig mit Situationen konfrontiert werden, in denen es um Leben und Tod geht. Dieser ständige Druck, gepaart mit langen Arbeitszeiten und der Interaktion mit Patienten und Familien, die oft ängstlich oder verzweifelt sind, kann zu starkem Stress und Burnout führen. Für Krankenpfleger ist es von entscheidender Bedeutung, diese Herausforderungen zu verstehen, zu erkennen und zu bewältigen, um eine optimale Versorgung der Patienten zu gewährleisten und ihr eigenes Wohlbefinden zu wahren.

1. Stress und Burnout verstehen
   * **Definitionen**: Unterscheidung zwischen täglichem Stress, chronischem Stress und Burnout.
   * **Ursachen im medizinischen Kontext**: Druck, Notfälle, Umgang mit Emotionen, Interaktion zwischen Patient und Pflegekraft.
2. Erkennen von Anzeichen und Symptomen
   * **Körperlich**: Müdigkeit, Schlafstörungen, Kopfschmerzen, Magen-Darm-Beschwerden.
   * **Emotional**: Reizbarkeit, Unzulänglichkeitsgefühl, Distanziertheit, Ängstlichkeit.
   * **Verhalten**: Prokrastination, Vermeidung von Aufgaben, Vernachlässigung von Verantwortung
3. Auswirkungen auf die Patientenversorgung
   * **Risiko medizinischer Fehler**: Übereilte Entscheidungen, Versäumnisse, Nachlässigkeiten.

- **Interaktion zwischen Patient und Pflegekraft**: Weniger Einfühlungsvermögen, beeinträchtigte Kommunikation, Unzufriedenheit der Patienten.

4. Strategien zur Stressbewältigung
   - **Entspannungstechniken**: Tiefenatmung, Meditation, Yoga.
   - **Zeitmanagement**: Planen, Delegieren, Pausen
   - **Berufliche Grenzen**: Erkennen Sie Ihre Grenzen, sagen Sie nein, nehmen Sie sich einen Tag frei.

5. Vorbeugung von Burnout
   - **Supervision und Mentoring**: Unterstützung durch erfahrene Kolleginnen und Kollegen.
   - **Weiterbildung**: Stressbewältigungstechniken, Kommunikation, Führung.
   - **Work-Life-Balance**: Zeit für sich selbst, für die Familie und für Hobbys.

6. Bedeutung der Unterstützung
   - **Multidisziplinäre Teams**: Zusammenarbeiten, Verantwortung teilen.
   - **Therapie und Beratung**: Einen Raum haben, in dem man seine Gefühle besprechen und verarbeiten kann.
   - **Selbsthilfegruppen**: Austausch mit Kollegen, die vor ähnlichen Herausforderungen stehen.

7. Verfügbare Ressourcen
   - **Institutionelle Programme**: Wellness-Programme, psychologische Beratung.
   - **Berufsverbände**: Krankenpflegerverbände, Gewerkschaften.
   - **Literatur und Schulungen**: Bücher, Seminare und Webinare zu den Themen Stressbewältigung und Burnout-Prävention.

8. Anerkennung und Handeln
   - **Die Realität** anerkennen: Erkennen Sie, dass niemand vor Stress oder Erschöpfung gefeit ist.
   - **Um Hilfe bitten**: Wenden Sie sich an Ihre Kollegen, Vorgesetzten oder einen Fachmann.

Der Krankenpfleger ist ein wichtiges Glied in der Pflegekette. Um eine optimale Pflege zu gewährleisten, ist es von entscheidender Bedeutung, dass sie psychisch und physisch gesund sind. Die Erkennung und Bewältigung von Stress und Burnout ist ein grundlegender Schritt, um die Qualität der Pflege und das Wohlbefinden des Krankenpflegers zu gewährleisten.

Patienten unterstützen in kritischen Momenten

In der Akutmedizin sind Krankenpfleger oft die ersten Ansprechpartner für Patienten und ihre Angehörigen in schwierigen Momenten, sei es bei einer schwerwiegenden Diagnose, einer Reanimation oder einer ungewissen Prognose. In diesen Situationen ist die Fähigkeit des Krankenpflegers, einfühlsame und kompetente Unterstützung zu bieten, für das Wohlbefinden des Patienten und den Aufbau einer vertrauensvollen Beziehung von entscheidender Bedeutung.

1. Erkennen der emotionalen Auswirkungen
   - **Erkennen Sie die Verletzlichkeit des Patienten**: emotionale Reaktionen, Ängste und Befürchtungen.
   - **Die Rolle der Angehörigen verstehen**: Wie hilflos sie sich fühlen, wie sehr sie Informationen und Unterstützung benötigen.
2. Einfühlsame Kommunikation
   - **Aktives Zuhören**: Geben Sie dem Patienten Raum und Zeit, seine Gefühle auszudrücken.
   - **Vermeiden Sie medizinischen Fachjargon**: Drücken Sie sich klar und einfach aus.
   - **Die Emotionen des Patienten validieren**: Erkennen und akzeptieren, was der **Patient fühlt,** ohne zu urteilen.

3. Stellen Sie klare und präzise Informationen bereit
- **Ehrlich bleiben**: Verheimlichen oder verharmlosen Sie den Ernst einer Situation nicht.
- **Erklärungen anbieten**: Dem Patienten helfen, seine medizinische Situation zu verstehen.
- **Fragen beantworten**: Nehmen Sie sich die Zeit, alle Zweifel oder Bedenken zu klären.

4. Physische, beruhigende Präsenz
- **Therapeutische Berührung**: Eine einfache Hand auf der Schulter kann Trost spenden.
- **Körperhaltung**: Begeben Sie sich auf Augenhöhe mit dem Patienten und halten Sie Blickkontakt.

5. Den Patienten in Entscheidungen einbeziehen
- **Wahlmöglichkeiten anbieten**: Auch in kritischen Situationen können Patienten Vorlieben haben.
- **Respektieren Sie die Autonomie des Patienten**: Erkennen Sie sein Recht an, bestimmte Behandlungen zu akzeptieren oder abzulehnen.

6. Unterstützen Sie die Angehörigen
- **Bieten Sie einen Raum zum Reden an**: Angehörige müssen auch ihre Gefühle ausdrücken können.
- **Ressourcen bereitstellen**: Informieren Sie über verfügbare Unterstützungsdienste, z. B. Sozialarbeiter oder Psychologen.

7. Mit dem Pflegeteam zusammenarbeiten
- **Sich mit Ärzten austauschen**: Aktuelle Informationen über den Zustand des Patienten erhalten.
- **Kollegen helfen sich gegenseitig**: Austausch von Gefühlen und Strategien.

8. Sich emotional schützen
- **Die eigenen Grenzen erkennen**: Akzeptieren, dass man das Unwohlsein eines Patienten nicht immer "heilen" kann.
- Pausen **einlegen,** sich mit Kollegen austauschen, Ressourcen zur persönlichen Unterstützung nutzen.

9. Überlegungen nach der Krise
- **Nachbesprechungen mit dem Team**: Analysieren Sie, was gut gelaufen ist und was verbessert werden kann.
- **Feedback von Patienten und Angehörigen**: Geben Sie ihnen die Möglichkeit, ihre Meinung über die Behandlung zu äußern.

10. Weiterbildung
- **Entwicklung von Kommunikationsfähigkeiten**: Schulungen, Simulationen, Rollenspiele.
- **Vertrautmachen mit psychologischen Hilfsmitteln**: Erkennen und Behandeln von Symptomen der Not.

Einen Patienten in einem kritischen Moment zu unterstützen, ist eine der edelsten, aber auch anspruchsvollsten Aufgaben eines Krankenpflegers. Dies erfordert sowohl professionelle Kompetenz als auch emotionales Verständnis und persönliche Belastbarkeit. In solchen Momenten kommt der menschliche Aspekt des Krankenpflegerberufs voll zum Tragen.

Die Bedeutung des Debriefings nach großen Ereignissen

In der Akutmedizin sind Krankenpfleger regelmäßig stressigen, unerwarteten und manchmal traumatischen Situationen ausgesetzt. Ob nach einer komplexen Reanimation, einem unvorhergesehenen Ereignis oder einem Todesfall, das Post-Event-Debriefing erweist sich als ein wichtiges Instrument. Es handelt sich dabei nicht nur um eine Technik zur Stressbewältigung, sondern um einen umfassenden Ansatz, der Resilienz, Lernen und die kontinuierliche Verbesserung der Pflegequalität fördert.

1. Debriefing definieren
   - **Was ist ein Debriefing? Debriefing**: Eine strukturierte Diskussion nach einem Ereignis.
   - **Die wichtigsten Ziele**: Verstehen, Lernen und Unterstützen.
2. Psychologische Vorteile
   - **Emotionen ausdrücken und verarbeiten** : Ein sicherer Raum, um über seine Gefühle zu sprechen.
   - **Verringerung des Risikos einer posttraumatischen Belastungsstörung**: Frühzeitige Symptome erkennen und angehen.
   - **Kollektive Unterstützung wertschätzen**: Das Zugehörigkeitsgefühl und die Solidarität im Team stärken.
3. Das Lernen fördern
   - **Erfolge identifizieren**: Erkennen Sie, was gut funktioniert hat.
   - **Verbesserungsmöglichkeiten analysieren**: Ohne zu werten, überlegen, wie man in Zukunft besser handeln kann.
   - **Aktionsplan für die Zukunft**: Konkrete Lösungen einführen, um die Wiederholung von Fehlern zu vermeiden.
4. Verbesserung der Kommunikation innerhalb des Teams
   - **Interdisziplinären Austausch fördern**: Verschiedene Perspektiven für ein umfassendes Verständnis zusammenbringen.
   - **Stärkung des Teamzusammenhalts**: Wertschätzung der gemeinsamen Arbeit und der Bedeutung jedes einzelnen Mitglieds.
   - **Entwicklung einer Feedback-Kultur**: Fördern Sie eine offene und konstruktive Kommunikation.
5. Optimierung der Qualität der Pflege
   - **Erkennen von Systemlücken**: Erkennen von strukturellen oder organisatorischen Problemen.
   - **Änderungen umsetzen** : Passen Sie Protokolle oder Praktiken an, die auf Feedback basieren.

- **Verbesserungen nachverfolgen und bewerten**: Messen Sie die Auswirkungen der vorgenommenen Änderungen.

6. Strukturierung des Debriefings
   - **Wann wird es durchgeführt?** Idealerweise kurz nach dem Ereignis, aber unter Berücksichtigung der unmittelbaren Bedürfnisse der Abteilung.
   - **Wer sollte daran teilnehmen?** Alle beteiligten Teammitglieder und eventuell ein externer Moderator.
   - **Wie wird sie durchgeführt?** In einem offenen Geist, ohne zu urteilen, nach einem Raster oder einem Leitfaden.

7. Nachbesprechung und Ethik
   - **Vertraulichkeit:** Sicherstellen, dass die Diskussionen innerhalb des Teams bleiben.
   - **Nicht urteilen** : Eine Haltung des Zuhörens und des gegenseitigen Verständnisses einnehmen.
   - **Respekt für jeden Teilnehmer** : Jeder sollte sich frei fühlen, seine Meinung zu äußern, ohne Auswirkungen befürchten zu müssen.

8. Sich im Debriefing schulen lassen
   - **Erlernen von Moderationstechniken:** Wissen, wie man eine konstruktive Diskussion leitet.
   - **Erkennen Sie die Anzeichen von Not:** Verweisen Sie gegebenenfalls auf professionelle Unterstützung.
   - **Debriefing in die Teamkultur integrieren:** Betrachten Sie es als regelmäßige Praxis, nicht nur nach größeren Ereignissen.

Ein großes Ereignis mit einer Nachbesprechung abzuschließen, bedeutet nicht einfach, "einen Schlussstrich zu ziehen", sondern auf dieser Erfahrung aufzubauen, um das Team zu stärken, die Berufspraxis zu verbessern und die bestmögliche Pflegequalität für zukünftige Patienten zu gewährleisten.

Kapitel 6.
ETHIK UND RECHT
IN DER KUTMEDIZIN

Zustimmung und Fähigkeit

In der Medizin ist die Achtung der Autonomie des Patienten ein grundlegendes Prinzip. Die Einwilligung nach Aufklärung und die Fähigkeit, diese Einwilligung zu erteilen, sind zentrale Bestandteile dieses Prinzips. In der Akutmedizin, wo Entscheidungen oft schnell getroffen werden müssen und sich die Patienten in einem veränderten Zustand befinden können, kann das Navigieren in diesen Bereichen jedoch komplex sein. Es ist ein Bereich, der sowohl ein tiefes Verständnis der ethischen und rechtlichen Aspekte als auch die Fähigkeit zur effektiven Kommunikation erfordert.

1. Grundlegende Prinzipien
   * **Was ist** eine **informierte Zustimmung**: Eine freiwillige Entscheidung auf der Grundlage vollständiger Informationen.
   * **Fähigkeit verstehen**: Die Fähigkeit, die Folgen von Entscheidungen zu verstehen und abzuschätzen.
2. Beurteilen Sie die Fähigkeit
   * **Kriterien zur Beurteilung der Fähigkeit**: Informationen verstehen, Situationen beurteilen, logisch denken und eine Entscheidung mitteilen.
   * **Faktoren, die die Fähigkeit beeinflussen können**: Medikamente, Geisteskrankheiten, akute Zustände wie Delirium usw.
   * **Interdisziplinarität bei der Beurteilung**: Zusammenarbeit mit Fachleuten wie Psychiatern oder Sozialarbeitern.

3. Einholen einer informierten Zustimmung
- **Vollständige Informationen bereitstellen**: Art der Intervention, Nutzen, Risiken, Alternativen.
- **Stellen Sie sicher, dass der Patient versteht**: Verwenden Sie eine klare Sprache, überprüfen Sie das Verständnis, ermutigen Sie zu Fragen.
- **Dokumentation der Einwilligung**: Wichtig aus rechtlichen und ethischen Gründen.

4. Besondere Situationen
- **Bewusstlose oder schwerkranke Patienten**: Verwendung einer Patientenverfügung oder eines gesetzlichen Vertreters.
- **Minderjährige und Zustimmung**: Fähigkeit versus gesetzliches Alter für die Zustimmung.
- Notfallsituationen, in denen die Einwilligung nicht eingeholt werden kann: Lebenswichtige Eingriffe, rechtlicher Rahmen

5. Verweigerung der Behandlung
- **Autonomie respektieren**: Auch wenn es gegen die medizinischen Empfehlungen verstößt.
- **Beurteilen Sie die Kapazität**: Stellen Sie sicher, dass die Ablehnung auf einer intakten Kapazität beruht.
- **Konsequenzen und Verantwortlichkeiten**: Den Patienten informieren, sorgfältig dokumentieren.

6. Patientenverfügungen und Vollmachten
- Wann sie zum Einsatz kommen: Wenn keine Fähigkeit vorhanden ist.
- **Die Bedeutung von Aktualisierungen**: Situationen und Wünsche können sich ändern.
- **Proaktive Diskussion mit Patienten**: Ermutigen Sie die Patienten, ihre Wünsche zu überdenken und zu dokumentieren.

7. Ethische Dilemmas
- Konflikte zwischen dem medizinischen Team und dem Patienten oder der Familie: Verhandlungen, Mediation.

- Achtung der Autonomie versus Nutzen für den Patienten: Wenn das Wohl des Patienten auf dem Spiel steht.
- **Kollegiale Entscheidungen**: Konsultation von Kollegen, Ethikkommissionen.

8. Bedeutung der Kommunikation
   - **Techniken der einfühlsamen Kommunikation**: Aktives Zuhören, Validierung von Emotionen.
   - **Umgang mit Meinungsverschiedenheiten**: Patientenzentrierter Ansatz, Suche nach einer gemeinsamen Basis.
   - **Familie und Verwandte einbeziehen**: Sie können wertvolle Informationen liefern und den Entscheidungsprozess unterstützen.

Die Achtung der Einwilligung und der Fähigkeit ist entscheidend, um die Würde und die Rechte des Patienten auch in Notsituationen zu wahren. Jeder Krankenpfleger muss dafür gerüstet sein, in diesen manchmal trüben Gewässern mit Kompetenz, Mitgefühl und Klarheit zu navigieren.

Pflege am Lebensende in einem akuten Kontext

Die Bereitstellung von Pflege am Lebensende in einem akuten Umfeld kann eine der komplexesten und emotional belastenden Herausforderungen sein, mit denen ein Krankenpfleger konfrontiert werden kann. Der für die Akutmedizin typische schnelle und interventionistische Ansatz steht oft im Gegensatz zu den Bedürfnissen eines Patienten in der Endphase seines Lebens, wo Komfort, Würde und emotionale Unterstützung Vorrang vor kurativen Interventionen haben können. Dieses Kapitel untersucht die Feinheiten der Bereitstellung dieser wichtigen Pflege in einem akuten Setting.

1. Erkennen der Endphase
   - **Anzeichen verstehen**: Physiologische Veränderungen, Symptome und Verhaltensweisen, die auf Anzeichen hindeuten.
   - **Kommunikation mit dem Team**: Zusammenarbeiten, um den Verlauf der Krankheit zu erkennen und zu verstehen.
   - **Respektieren Sie den Willen des Patienten**: Patientenverfügung, frühere Gespräche und geäußerte Wünsche.
2. Ziele der Pflege neu definieren
   - **Von kurativ zu palliativ**: Übergang von heilenden zu lindernden Maßnahmen.
   - **Die Entscheidung, nicht zu reanimieren (DNR)**: Richtlinien verstehen, befolgen und kommunizieren
   - **Absetzen von intensiven Maßnahmen**: Entscheiden, wann und wie Behandlungen wie Beatmung oder Dialyse abgebrochen werden sollen.
3. Umgang mit Symptomen
   - **Schmerz**: Bewertung, medikamentöse und nicht-medikamentöse Behandlung
   - **Dyspnoe**: Linderung der Kurzatmigkeit, ohne die Situation zu verschlimmern
   - **Agitiertheit und Delirium**: Erkennen Sie diese Zustände und gehen Sie mit ihnen um, um einen möglichst hohen Komfort zu gewährleisten.
   - **Andere häufige Symptome**: Übelkeit, Verstopfung, Xerostomie.
4. Emotionale und spirituelle Unterstützung
   - **Begleitung des Patienten**: aktives Zuhören, tröstende Präsenz
   - **Unterstützung der Familie und der Angehörigen**: Hilfe bei der Trauerarbeit, Raum für den Ausdruck von Emotionen.
   - **Spiritual Care Services**: Einbeziehung von Seelsorgern oder spirituellen Beratern in den Pflegeplan.

5. Kommunikation
- **Überbringen schwieriger Nachrichten**: Techniken zur Weitergabe heikler Informationen.
- Ermöglichen Sie **Gespräche am Lebensende**: Erkunden Sie die Wünsche und Sorgen des Patienten.
- **Mediation bei Meinungsverschiedenheiten**: Verhandeln und eine gemeinsame Basis zwischen dem medizinischen Team, dem Patienten und der Familie finden.

6. Kulturelle und ethische Aspekte
- **Kulturelle Überzeugungen und Praktiken respektieren**: Verschiedene kulturelle Perspektiven verstehen und integrieren.
- **Ethische Entscheidungen**: Navigieren Sie durch Dilemmasituationen wie künstliche Ernährung oder Flüssigkeitszufuhr.

7. Selbstpflege für den Berufstätigen
- Erkennen von emotionaler Erschöpfung: Anzeichen und Symptome von Burnout.
- **Resilienzstrategien**: Entspannungstechniken, Unterstützung unter Gleichaltrigen, Supervision.
- **Debriefing nach einem Todesfall**: Teilen, reflektieren und aus jeder Erfahrung lernen.

8. Post mortem
- **Körperpflege**: Respekt, Würde und Verfahren nach dem Tod
- **Unterstützung von Familien nach dem Tod**: Trauerbegleitung, Ressourcen und Orientierung.

Die Pflege eines unheilbar kranken Patienten in einem akuten Kontext erfordert eine einzigartige Kombination aus fachlicher Kompetenz und Mitgefühl. Es ist von entscheidender Bedeutung, jede Situation mit Einfühlungsvermögen, Respekt und Offenheit anzugehen und gleichzeitig die bestmögliche Pflege zu bieten, um dem Patienten und seiner Familie Komfort und Würde zu gewährleisten.

Dokumentation und Vertraulichkeit

Im Gesundheitswesen ist eine genaue und vollständige Dokumentation von entscheidender Bedeutung, nicht nur um eine qualitativ hochwertige Pflegekontinuität zu gewährleisten, sondern auch um die gesetzlichen und ethischen Rechte der Patienten zu wahren. Die Vertraulichkeit wiederum ist das Herzstück des Vertrauensverhältnisses zwischen dem Patienten und dem Behandlungsteam. Die Auseinandersetzung mit diesen Themen in einem akutmedizinischen Umfeld, in dem es oft um Dringlichkeit und Schnelligkeit geht, erfordert ein besonderes Know-how.

1. Bedeutung der Dokumentation
   - **Kontinuität der Pflege**: Wie eine genaue Dokumentation eine kohärente und koordinierte Pflege fördert.
   - **Rechtliche Verantwortlichkeiten**: Der rechtliche Aspekt der Dokumentation in der Medizin.
   - **Kommunikation zwischen Gesundheitsfachkräften**: Erleichterung des Austauschs und der Übergänge zwischen Teams und Abteilungen
2. Schlüsselelemente der Dokumentation
   - **Identifikationsdaten**: Grundlegende Informationen über den Patienten.
   - **Ersteinschätzung**: Erste Beobachtungen, Symptome, Lebenszeichen
   - **Pflegeplan**: Geplante Interventionen, Ziele, Behandlungen.
   - **Entwicklung und Nachsorge**: Regelmäßige Aktualisierung des Zustands des Patienten, Reaktionen auf Behandlungen
   - **Besondere Anmerkungen**: Allergien, Patientenverfügungen, wichtige Entscheidungen.

- **Verlegungen und Entlassungen**: Informationen, die bei einer Pflegeüberleitung weitergegeben werden sollten.

3. Grundsätze der Vertraulichkeit
   - **Achtung der Patientenrechte**: Recht auf Privatsphäre und Sicherheit der persönlichen Daten
   - **Gesetzliche Bestimmungen und Normen**: Lokale und nationale Gesetzgebung, ethische Standards.
   - **Folgen einer Verletzung**: Rechtliche, ethische und berufliche Implikationen

4. Verwaltung von Informationen
   - **Sichere Aufbewahrung**: Schützen Sie physische Aufzeichnungen und elektronische Systeme.
   - **Beschränkter Zugang**: Stellen Sie sicher, dass nur autorisierte Fachkräfte Zugang zu den Daten haben.
   - **Informationsübermittlung**: Sicherer Datenaustausch zwischen Fachkräften und Einrichtungen
   - **Datenvernichtung**: Verfahren zur ordnungsgemäßen Entsorgung sensibler Informationen.

5. Besondere Herausforderungen in der Akutmedizin
   - **Notfälle und Datenschutz**: Umgang mit der Privatsphäre in Situationen, in denen Zeit eine entscheidende Rolle spielt.
   - **Große Teams**: Koordination zwischen mehreren Beteiligten unter Wahrung der Vertraulichkeit.
   - **Einwilligungsunfähige Patienten**: Wie man ihre Informationen schützt, wenn keine ausdrückliche Einwilligung vorliegt.

6. Einwilligung und Weitergabe von Informationen
   - **Einholen einer informierten Zustimmung**: Erklären Sie, warum und wie die Informationen verwendet werden.
   - **Ausnahmesituationen**: Wann und wie Informationen ohne Zustimmung weitergegeben werden sollten.
   - **Familien und Angehörige**: Kommunikation unter Wahrung der Rechte des Patienten

7. Schulungen und Aktualisierungen
- **Auf dem Laufenden bleiben**: Gesetzesänderungen, Technologien, bewährte Praktiken
- **Fortlaufende Schulungen**: Workshops, Seminare, Zertifizierungen.
- **Erfahrungsaustausch**: Lernen Sie aus vergangenen Fehlern, um zukünftige Praktiken zu verbessern.

8. Selbstbewertung und Audits
- **Interne Überprüfungen**: Sicherstellen, dass die Standards für Dokumentation und Vertraulichkeit eingehalten werden.
- **Konstruktives Feedback**: Verwenden Sie Audits, um Bereiche zu identifizieren, in denen Verbesserungen möglich sind.
- **Interdisziplinäre Zusammenarbeit**: Zusammenarbeit zur Stärkung der Praxis.

Dokumentation und Vertraulichkeit sind Grundpfeiler der Krankenpflegerpraxis, insbesondere in der Akutmedizin. Eine sorgfältige Beachtung dieser Aspekte gewährleistet nicht nur eine qualitativ hochwertige Pflege, sondern stärkt auch das gegenseitige Vertrauen und den Respekt zwischen Patient und Pflegeteam.

Kapitel 7.
WERKZEUGE UND TECHNOLOGIEN IN DER AKUTMEDIZIN

Monitore und Maschinen der lebenswichtigen Überwachung

In der Akutmedizin kann die genaue Überwachung der Lebenszeichen eines Patienten den Unterschied zwischen Leben und Tod ausmachen. Krankenpfleger stehen bei dieser Überwachung oft an vorderster Front und verbinden den Patienten mit hochentwickelten technischen Geräten. Diese Geräte sind zwar unerlässlich, erfordern aber ein tiefgreifendes Verständnis ihrer Funktionsweise, Interpretationen der von ihnen gelieferten Daten und angemessene Interventionen auf der Grundlage dieser Daten.

1. Einführung in die Vitalüberwachung
   - **Warum überwachen**: Die Bedeutung der kontinuierlichen Überwachung in der Akutmedizin.
   - **Geschichte und Entwicklung**: Von der manuellen Palpation zur fortgeschrittenen Technologie
2. Die Herzmonitore
   - **Elektrokardiogramm (EKG)**: Verstehen Sie die Wellen, Intervalle und ihre Bedeutungen.
   - **Erkennen von Arrhythmien**: Erkennen und Eingreifen bei häufig auftretenden Herzrhythmusstörungen.
   - **Temporäre Herzschrittmacher**: Verwendung, Überwachung und mögliche Probleme.
3. Blutdruckmonitore
   - **Nicht-invasive Messung (NIBM)**: Automatische Blutdruckmessgeräte und ihre Anwendungen.

- **Invasive Messungen**: Arterielle Katheter, Indikationen, mögliche Komplikationen.

4. Überwachung der Sauerstoffversorgung
   - **Pulsoximetrie**: Prinzipien, Vorteile und Einschränkungen.
   - **Blutgasanalyse**: Verständnis von PaO_2, SaO_2, $PaCO_2$ und ihrer Bedeutung.
   - **Kapnographie**: Überwachung des ausgeatmeten CO_2, Indikationen und Interpretationen.

5. Überwachung der Atemwege
   - **Atemfrequenzmonitore**: Technologie, Genauigkeit und häufige Probleme.
   - **Ventilatoren**: Modi, Parameter, Alarme und häufige Eingriffe.

6. Überwachung der Temperatur
   - **Thermistoren und Thermoelemente**: Wie sie funktionieren und wo sie platziert werden.
   - **Hypothermie und Hyperthermie**: Erkennen, verstehen und eingreifen.

7. Andere Überwachungsvorrichtungen
   - ICP (intrakranieller Druck)-Monitore: Indikationen, Ablesung und Interventionen.
   - **Herzzeitvolumen**: Messmethoden, Interpretation und klinische Auswirkungen.
   - **Überwachung des Harnflusses**: Blasenkatheter, Bedeutung des Harnflusses in der Akutmedizin.

8. Alarme und ihre Verwaltung
   - **Die Bedeutung von Alarmen**: Warum es sie gibt und wann sie ausgelöst werden.
   - **Ermüdung durch Alarme**: Phänomen, Folgen und Strategien **zur** Abschwächung.
   - **Konfigurieren und Anpassen**: Stellen Sie die Alarmschwellen nach den Bedürfnissen des Patienten ein.

9. Wartung und Fehlerbehebung
- **Tägliche Kontrollen**: Routinekontrollen, um sicherzustellen, dass die Geräte ordnungsgemäß funktionieren.
- **Häufig auftretende Probleme**: Anzeichen für Fehlfunktionen und grundlegende Schritte zur Fehlerbehebung.
- **Wann einen Techniker hinzuziehen**: Die Grenzen des Krankenpflegers erkennen.

10. Ethik und Technologie
- **Abhängigkeit von der Technologie**: Finden Sie ein Gleichgewicht zwischen dem Vertrauen in die Maschine und der klinischen Bewertung.
- **Respekt für den Patienten**: Würde und Vertraulichkeit trotz ständiger Überwachung gewährleisten
- **Weiterbildung**: Es ist wichtig, mit den technologischen Entwicklungen Schritt zu halten.

Die Vitalüberwachung ist ein wesentlicher Bestandteil der Pflege in der Akutmedizin. Krankenpfleger müssen diese Instrumente beherrschen, um eine sichere und wirksame Versorgung zu gewährleisten und dabei hinter jeder Kurve, jeder Zahl und jedem Alarm den Patienten im Auge zu behalten.

Die Verwendung von Defibrillatoren und temporären Herzschrittmachern

Temporäre Defibrillatoren und Herzschrittmacher sind entscheidende Geräte bei der Bewältigung von Herznotfällen. Diese Geräte können den Herzrhythmus wiederherstellen und in kritischen Situationen Leben retten. Obwohl sie essentiell sind, benötigen Krankenpfleger umfassende Kenntnisse, um sie effektiv und sicher einsetzen zu können.

1. Einführung in die Defibrillation und Herzstimulation
   - **Definition und Grundprinzipien**: Verstehen, was Defibrillation und Herzstimulation sind.
   - **Hinweise**: Erkennen Sie Situationen, in denen diese Geräte benötigt werden.
2. Die Defibrillatoren
   - **Funktionsweise**: Die Technologie hinter der Defibrillation verstehen.
   - **Arten von Defibrillatoren**: Automatische externe **Defibrillatoren** (AED), halbautomatische und manuelle **Defibrillatoren.**
   - **Elektroden und Platzierung**: Die richtige Lokalisation und Technik sind wichtig.
   - **Reanimationsprotokolle**: Algorithmus zur Wiederbelebung des Herzens und die Rolle der Defibrillation.
   - **Wartung und Kontrolle**: Stellen Sie sicher, dass das Gerät ordnungsgemäß funktioniert.
3. Temporäre Herzschrittmacher
   - **Warum ein temporärer Herzschrittmacher**: Klinische Indikationen und Vorteile.
   - **Funktionsweise**: Grundlagen der Herzstimulation.
   - **Einsetzen**: Transkutan versus transvenös.
   - **Einstellungen und Parameter**: Modi, Schwellenwerte und andere Einstellungen verstehen.
   - **Komplikationen und Umgang** mit Komplikationen: Erkennen und Behandeln von häufigen Komplikationen.
4. Schnittstelle zu anderen Geräten
   - **Interaktion mit Herzmonitoren**: Interpretation von EKG-Kurven bei Verwendung eines Herzschrittmachers.
   - **Gleichzeitige Anwendung mit anderen Geräten**: z. B. Kombination mit implantierbaren Defibrillatoren.

5. Besondere Situationen
   - **Defibrillation bei bestimmten Patienten**: Kinder, schwangere Frauen, Träger eines implantierbaren Herzgeräts.
   - **Temporäre** Herzschrittmacher **in der postoperativen Phase**: Indikationen und Management nach Herzoperationen.
6. Ethische und legislative Aspekte
   - **Informed consent**: Sicherstellen, dass der Patient oder seine Familie den Eingriff versteht.
   - **Entscheidungen am Lebensende und Reanimation**: Respektieren Sie den Wunsch des Patienten nach Wiederbelebung.
   - **Berufliche Verantwortlichkeiten**: Kenntnis der rechtlichen Grenzen und Verantwortlichkeiten im Zusammenhang mit der Verwendung dieser Geräte.
7. Ausbildung und Kompetenz
   - **Bedeutung der Fortbildung**: Halten Sie sich über technische und klinische Entwicklungen auf dem Laufenden.
   - **Simulationen und Workshops**: Regelmäßiges Üben ist wichtig, um die Fähigkeiten zu erhalten.
   - **Zertifizierungen**: Erhalt und Erneuerung von Zertifizierungen, die für die Verwendung dieser Geräte erforderlich sind.
8. Schlussfolgerung und Ausblick
   - **Künftige Entwicklungen**: Technologische Fortschritte bei der Defibrillation und der Herzstimulation.
   - **Zentrale Rolle des Krankenpflegers**: Hervorhebung der Bedeutung des Krankenpflegers bei der Behandlung von Herznotfällen und der Verwaltung dieser Geräte.

Der effektive Einsatz von temporären Defibrillatoren und Herzschrittmachern erfordert sowohl technisches Fachwissen als auch klinisches Einfühlungsvermögen.

Krankenpfleger als tragende Säule der Akutversorgung spielen eine entscheidende Rolle bei der Gewährleistung, dass diese Geräte optimal und sicher eingesetzt werden und dabei die Bedürfnisse und Rechte der Patienten respektiert werden.

Technologische Innovationen : der Telemedizin auf tragbare Geräte

Im digitalen Zeitalter entwickelt sich die Medizin mit rasanter Geschwindigkeit weiter und verändert die klinische Praxis und die Versorgungslandschaft grundlegend. Von virtuellen Sprechstunden bis hin zu Überwachungsgeräten, die Patienten tragen können, versprechen technologische Innovationen eine zugänglichere, personalisierte und effizientere Medizin. Krankenpfleger sind die Hauptakteure des Gesundheitssystems und stehen bei dieser Revolution an vorderster Front.

1. Telemedizin: Definition und Umfang
   - **Was ist Telemedizin**: Einführung in die grundlegenden Konzepte.
   - **Vor- und Nachteile**: Das Gewicht der Technologie gegenüber der menschlichen Interaktion.
   - **Die verschiedenen Formen**: Von der Fernkonsultation bis zur Fernüberwachung.
2. Die Telekonsultation
   - **So funktioniert's**: Wie läuft eine Fernkonsultation ab?
   - **Tools und Plattformen**: Die Technologien hinter der Telekonsultation.
   - **Grenzen und Herausforderungen**: Situationen, in denen eine physische Präsenz unerlässlich ist.

3. Tragbare Geräte und Gesundheitsanwendungen
- **Verbundene Uhren und Armbänder**: Überwachung des Herzrhythmus, der körperlichen Aktivität, des Schlafs...
- **Apps zur medizinischen Überwachung**: Diabetesmanagement, Blutdrucküberwachung, Medikamentenerinnerungen...
- **Implikationen für Krankenpfleger**: Wie können diese Daten in die Patientenbetreuung integriert werden?

4. Medizinische Fernüberwachung
- **Heimgeräte**: Herzmonitore, Blutdruckmessgeräte, vernetzte Spirometriegeräte...
- **Datenübermittlung und -analyse**: Wie werden Daten übermittelt und von Gesundheitsfachkräften interpretiert?
- **Ferninterventionen**: Aktionen, die ohne physische Präsenz möglich sind.

5. Virtuelle und erweiterte Realität im Gesundheitswesen
- **Therapeutische Anwendungen**: Schmerzbehandlung, kognitive Therapien, Rehabilitation...
- **Medizinische Ausbildung und Krankenpfleger**: Simulationen, Notfallszenarien, virtuelle Anatomie...

6. Künstliche Intelligenz (KI) und Robotik
- **KI in der** Diagnostik: Unterstützung bei der Diagnose, Interpretation von medizinischen Bildern.
- **Roboter als Assistenten**: Unterstützung bei der Pflege, Transport von Material, Interaktion mit Patienten.
- **Ethik und KI**: Wo liegen die Grenzen von Maschinen in der Medizin?

7. Die Bedeutung der Datensicherheit
- **Schutz personenbezogener Daten**: Vorschriften und bewährte Verfahren.
- **Cybersicherheit**: Schutz von Patienteninformationen vor externen Bedrohungen

8. Ethische Aspekte von Technologien im Gesundheitswesen

- **Zugangsgerechtigkeit**: Haben alle Patienten Zugang zu diesen Technologien?
- Die Beziehung zwischen Pfleger und Patient im digitalen Zeitalter: Die Menschlichkeit in der Pflege bewahren.

9. Implikationen für die Krankenpflegerausbildung

- Integration von Technologien in die Lehrpläne: Ausbildung von Krankenpflegern in diesen Bereichen.
- **Weiterbildung**: Mit der sich schnell verändernden Technologie Schritt halten.

10. Schlussfolgerung und Ausblick

- Technologie als Verbündeter, nicht als Ersatz: Den Menschen im Zentrum der Medizin behalten.
- Zukünftige **Herausforderungen**: Antizipation **zukünftiger** Entwicklungen und deren Auswirkungen auf die Krankenpflegerpraxis.

Während die Technologie die Medizin verändert, wird es die Kombination dieser innovativen Werkzeuge mit dem Fachwissen, dem Mitgefühl und der Menschlichkeit der Krankenpfleger sein, die den Unterschied ausmachen wird. Diese Innovationen versprechen eine proaktivere, präventive und personalisierte Pflege, während die Zusammenarbeit und Kommunikation zwischen Pflegekräften und Patienten im Vordergrund steht.

Kapitel 8.
ÜBLICHE MEDIKAMENTE
UND VERWALTUNG

Wesentliche Arzneimittelklassen in der Akutmedizin

In der Akutmedizin sind oft schnelle und wirksame Maßnahmen zur Behandlung oder Stabilisierung von Patienten erforderlich. Medikamente spielen in dieser Hinsicht eine entscheidende Rolle. Krankenpfleger müssen über umfassende Kenntnisse der wichtigsten Arzneimittelklassen verfügen, die in der Akutmedizin häufig verwendet werden, um eine sichere und optimale Verabreichung zu gewährleisten.

1. Einleitung
   * Bedeutung der Pharmakologie in der Akutmedizin
   * Die Rolle des Krankenpflegers bei der Verabreichung und Überwachung von Medikamenten
2. Die Analgetika
   * **Opiate**: Morphin, Fentanyl, Oxycodon...
   * Nicht-steroidale entzündungshemmende Medikamente (NSAIDs): Ibuprofen, Naproxen...
   * Paracetamol (Acetaminophen)
3. Herz-Kreislauf-Medikamente
   * **Antiarrhythmika**: Amiodaron, Lidocain...
   * **Antihypertensiva**: Betablocker, Diuretika, ACE-Hemmer...
   * **Vasopressoren**: Adrenalin (Epinephrin), Noradrenalin (Norepinephrin)...
4. Medikamente für die Atemwege
   * **Bronchodilatatoren**: Salbutamol, Ipratropium...
   * **Inhalierte Steroide**: Budesonid, Fluticason...

- Leukotrien-Antagonisten: Montelukast...
5. Neurologische Medikamente
  - **Anticonvulsiva (Antikonvulsiva)**: Diazepam, Phenytoin...
  - Sedativa und Anxiolytika: Midazolam, Lorazepam...
6. Gastrointestinale Medikamente
  - **Antiemetika**: Metoclopramid, Ondansetron...
  - **Antiulcerative Mittel**: Omeprazol, Ranitidin...
7. Antibiotika und antivirale Mittel
  - Cephalosporine, Penicilline, Makrolide...
  - Antiretrovirale Medikamente für schwere Infektionen: Oseltamivir...
8. Stoffwechsel- und Endokrin-Medikamente
  - Insuline und orale Antidiabetika: Metformin, Glibenclamid...
  - Schilddrüsenhormone und Antithyroidhormone: Levothyroxin, Propylthiouracil...
9. Agenten für Wiederbelebung
  - **Adrenerge Agonisten**: Adrenalin, Noradrenalin...
  - **Antagonisten**: Naloxon zur Behandlung von Opioid-Überdosierungen...
10. Hämatologische Medikamente
  - **Blutverdünnende Mittel (Antikoagulantien)**: Heparin, Warfarin...
  - Thrombozytenaggregationshemmende Mittel: Aspirin, Clopidogrel...
11. Elektrolyte und Ersatzstoffe
  - Salzlösungen, Kalium, Natriumbicarbonat...
12. Schlussfolgerung
  - **Sichere Verwaltung**: Doppelte Überprüfung, Vermeidung von Fehlern
  - **Überwachung von Nebenwirkungen**: Kenntnis der Wechselwirkungen von Medikamenten, Anzeichen einer Überdosierung oder allergischer Reaktionen.

Medikamente sind ein lebenswichtiger Bestandteil der akutmedizinischen Maßnahmen. Krankenpfleger sind aufgrund ihrer Ausbildung und Erfahrung in der idealen Position, diese Medikamente sicher zu verabreichen, ihre Wirkung zu überwachen und die Patienten über ihre Anwendung aufzuklären. Ein umfassendes Wissen über die wichtigsten Arzneimittelklassen und ihre klinischen Auswirkungen ist daher von entscheidender Bedeutung für eine optimale Patientenversorgung.

Grundsätze der Verwaltung und Überwachung

Die Verabreichung von Medikamenten in der Akutmedizin ist eine entscheidende Fähigkeit des Krankenpflegers. Angesichts des Potenzials, Schaden oder sogar tödliche Folgen zu verursachen, sind eine präzise Verabreichung und eine sorgfältige Überwachung zwingend erforderlich. Das Verständnis der grundlegenden Prinzipien der Verabreichung und Überwachung gewährleistet, dass die Patienten die sicherste und wirksamste Versorgung erhalten.

1. Einleitung
   - Die Bedeutung einer sicheren Verwaltung
   - Die Beziehung zwischen Verwaltung und Aufsicht
2. Die fünf "Guten" der Arzneimittelverabreichung
   - **Guter Patient**: Vor der Verabreichung die Identität des Patienten sicherstellen.
   - **Gutes Medikament**: Überprüfung des Etiketts, des verschriebenen Medikaments und seiner Unversehrtheit.
   - **Richtige Dosierung**: Überprüfung der verschriebenen und vorbereiteten Dosierungen.
   - **Richtiger Weg**: Sicherstellung des richtigen Verabreichungsweges (oral, IV, IM...).
   - **Richtiger Zeitpunkt**: Beachten Sie den Zeitplan und die spezifischen Bedürfnisse des Patienten.

3. Techniken der Verwaltung
- **Oral**: Tabletten, Flüssigkeiten, Kapseln...
- **Injizierbar**: Intravenös, intramuskulär, subkutan...
- **Topisch**: Cremes, Gels, Pflaster...
- **Eingeatmet**: Aerosole, Pulvergeräte...

4. Kontrolle und doppelte Überprüfung
- **Hochrisikomedikamente**: Heparin, Insulin, Narkosemittel...
- Verfahren zur doppelten Kontrolle: Wann und wie sie durchgeführt werden sollte.

5. Überwachung nach der Verabreichung
- **Erwartete therapeutische Wirkung**: Erkennen, wann das Medikament die gewünschte Wirkung hat.
- **Häufige Nebenwirkungen**: Wissen, worauf man bei dem verabreichten Medikament achten muss.
- **Anzeichen einer Überdosierung**: Spezifische Symptome, auf die zu achten ist.

6. Wechselwirkungen mit Medikamenten
- **Kenntnis von gängigen Medikamenten, die sich gegenseitig beeinflussen**: z. B. Blutverdünner mit bestimmten Antibiotika.
- **Mögliche Folgen von Wechselwirkungen**: Gegenreaktionen, verminderte Wirksamkeit...

7. Erziehung des Patienten
- **Erklären Sie das Medikament**: Was es bewirkt und warum es verabreicht wird.
- **Mögliche Nebenwirkungen**: Informieren Sie den Patienten darüber, was zu erwarten ist.
- **Therapietreue**: Tipps, die dem Patienten helfen, das Therapieregime einzuhalten.

8. Dokumentation
- **Die Bedeutung einer genauen Dokumentation**: Wer, was, wann, wie und warum.
- **Vorfallsberichte**: Wann und wie man einen Fehler oder ein unerwünschtes Ereignis meldet.

9. Sonstige Erwägungen
- **Kulturelle Aspekte**: Respektieren Sie den Glauben und die besonderen Bedürfnisse der Patienten.
- **Patienten mit besonderen Bedürfnissen**: Kinder, ältere Menschen, Menschen mit Behinderungen...

10. Schlussfolgerung
- Die Bedeutung einer ständigen Aktualisierung des Wissens: Weiterbildung, Seminare, Workshops.

Krankenpfleger sind oft das letzte Glied in der Kette zwischen der Verschreibung von Medikamenten und dem Patienten. Eine angemessene Verabreichung und eine sorgfältige Überwachung sind von entscheidender Bedeutung, um nicht nur die Wirksamkeit der Behandlung, sondern auch die Sicherheit des Patienten zu gewährleisten. Das Verständnis und die Beherrschung dieser grundlegenden Prinzipien stellen sicher, dass die geleistete Pflege von höchstmöglicher Qualität ist.

Mit gegnerischen Reaktionen umgehen und Wechselwirkungen von Medikamenten

Adverse Reaktionen und Wechselwirkungen von Arzneimitteln sind ein großes Anliegen von Angehörigen der Gesundheitsberufe in der Akutmedizin. Diese Vorfälle können die Wirksamkeit der Behandlung beeinträchtigen, die Morbidität erhöhen und in schweren Fällen sogar zum Tod führen. Krankenpfleger stehen an vorderster Front, wenn es darum geht, solche Ereignisse zu erkennen, zu bewältigen und zu verhindern.

1. Einleitung
- Definition von Neben- und Wechselwirkungen von Medikamenten
- Bedeutung von Früherkennung und Behandlung

2. Gegnerische Reaktionen verstehen
- **Reaktionstypen**: Allergisch, toxisch, idiosynkratisch...
- **Identifikation der Symptome**: Hautausschlag, Atembeschwerden, Herzkrankheiten...
- **Schnelle Reaktion**: Erste Hilfe, Gegenmittel, Notfallprotokolle...

3. Wechselwirkungen von Medikamenten: Die Mechanismen verstehen
- **Pharmakodynamische Wechselwirkungen**: Zwei Medikamente mit ähnlichen oder gegensätzlichen Wirkungen.
- **Pharmakokinetische Wechselwirkungen**: Änderungen der Absorption, des Stoffwechsels, der Verteilung oder der Ausscheidung.
- **Wechselwirkungen mit Lebensmitteln**: Lebensmittel, die die Wirkung eines Medikaments verändern können.

4. Risikopatienten identifizieren
- **Mehrfachmedikation**: Erhöhtes Risiko bei Patienten, die mehrere Medikamente einnehmen.
- **Spezielle Populationen**: Ältere Menschen, Kinder, Schwangere...
- **Begleitende pathologische Zustände**: Leber- oder Nierenversagen, Herzerkrankungen...

5. Vermeidung von Wechselwirkungen zwischen Medikamenten
- **Umfassende Überprüfung der Medikamente**: Bei der Aufnahme, bei Therapiewechseln.
- **Nutzung von Software und Datenbanken**: Unterstützung bei der Erkennung und Vermeidung von potenziellen Wechselwirkungen.
- **Patientenaufklärung**: Informieren Sie über die Risiken und Anzeichen von Wechselwirkungen.

6. Umgang mit identifizierten Interaktionen
- **Anpassung der Behandlung**: Wechsel des Medikaments, Anpassung der Dosierung.

- **Verstärkte Überwachung**: Überwachung der Vitalparameter, Bluttests.
- **Dokumentation und Kommunikation**: Informieren Sie das medizinische Team, den Patienten und die Familie.

7. Aus- und Weiterbildung für Krankenpfleger
- **Regelmäßige Aktualisierungen**: Neue Medikamente, neue Wechselwirkungen.
- **Simulationsszenarien**: Üben Sie die Reaktion auf verschiedene Situationen.
- **Interprofessioneller Austausch**: Lernen Sie von den Erfahrungen und Kenntnissen Ihrer Kolleginnen und Kollegen.

8. Die Bedeutung der Erklärung
- **Meldesysteme**: Meldung von Neben- und Wechselwirkungen an die Gesundheitsbehörden.
- **Aus Fehlern lernen**: Analyse von Vorfällen, um deren Wiederholung zu vermeiden.

9. Schlussfolgerung
- **Die entscheidende Rolle des Krankenpflegers**: Erkennung, Intervention, Aufklärung.
- Die Bedeutung einer engen Zusammenarbeit mit dem medizinischen Team: Teamarbeit für die Sicherheit des Patienten.

Der Umgang mit Neben- und Wechselwirkungen von Arzneimitteln ist ein wesentlicher Bestandteil der Krankenpflegerpraxis in der Akutmedizin. Indem sie informiert, wachsam und proaktiv bleiben, können Krankenpfleger einen wichtigen Beitrag zur sicheren und wirksamen Behandlung von Patienten leisten.

Kapitel 9.
VERWALTUNG VON INTRAVENÖSEN ZUGANGSWEGEN

Kathetertypen und Indikationen

Katheter sind Medizinprodukte, die in der Medizin aus verschiedenen Gründen häufig verwendet werden. Ihre Wahl hängt von der klinischen Indikation, der gewünschten Anwendungsdauer und dem erforderlichen anatomischen Zugang ab. Im Folgenden erhalten Sie einen Überblick über die verschiedenen Arten von Kathetern und ihre Hauptindikationen.

1. Einleitung
   * Definition eines Katheters
   * Bedeutung der Wahl des richtigen Katheters für die richtige Indikation
2. Periphere Venenkatheter (PVK)
   * **Beschreibung**: Kurze Röhrchen, die in eine periphere Vene, oft am Arm, eingeführt werden.
   * **Indikationen**: Kurzfristige Verabreichung von Medikamenten, Flüssigkeiten, Transfusionen, Blutentnahmen.
   * **Einschränkungen**: Kann bei bestimmten Medikamenten zu Venenreizungen führen.
3. Zentrale Venenkatheter (ZVK)
   * **Beschreibung**: Längere Röhrchen, die in eine größere Vene eingeführt werden, häufig in die Vena jugularis interna, Vena subclavia oder Vena femoralis.
   * **Indikationen**: Verabreichung von reizenden Medikamenten, vollständige parenterale Ernährung, Langzeitzugang.
     * Besondere Typen:

- Hickman/Broviac-Katheter: Für den längeren Gebrauch.
- **Port-a-Cath (PAC)**: Unter die Haut implantiert, für den langfristigen Gebrauch.
- **Swan-Ganz-Katheter (Lungenkatheter)**: Messung des Herz- und Lungendrucks.

4. Arterielle Katheter
- **Beschreibung**: Wird in eine Arterie eingeführt, häufig in die Arteria radialis oder femoralis.
- **Indikationen**: Kontinuierliche Überwachung des Blutdrucks, Entnahme von Blutproben aus der Arterie.

5. Harnkatheter (Blasenkatheter)
- **Beschreibung**: Schläuche, die durch die Harnröhre in die Blase eingeführt werden.
- **Indikationen**: Harnretention, Überwachung des Harnflusses, chirurgische Eingriffe.
  - Arten:
  - **Dauersonde**: Für den langfristigen Gebrauch.
  - **Nelaton-Sonde**: Für eine punktuelle Drainage.
  - **Foley-Sonde**: Verfügt über einen Ballon, der den Katheter in Position hält.

6. Peridurale und spinale Katheter
- **Beschreibung**: Wird in den epiduralen oder intrathekalen Raum der Wirbelsäule eingeführt.
- **Indikationen**: Anästhesie, Verabreichung von Schmerzmitteln.

7. Katheter für die Hämodialyse
- **Beschreibung**: Großkalibrige Schläuche für den schnellen Blutfluss, der für die Dialyse erforderlich ist.
- **Indikationen**: Hämodialyse, Hämofiltration.

8. Absaugkatheter
- **Beschreibung**: Wird zum Absaugen von Sekreten verwendet.
- **Indikationen**: Bronchialaspiration, Drainage von Flüssigkeitsansammlungen.

9. Zuführungskatheter
- **Beschreibung:** In den Magen oder den Darm eingeführt.
- **Indikationen:** Enterale Langzeiternährung.
  - Arten:
    - **Gastrostomie:** Ein Schlauch, der direkt in den Magen eingeführt wird.
    - **Jejunostomie:** Ein Schlauch, der in das Jejunum eingeführt wird.

10. Schlussfolgerung
- **Bedeutung der richtigen Wahl:** Gewährleistung der Sicherheit und Wirksamkeit der Behandlung.
- **Wartung und Pflege:** Vermeidung von Infektionen und Komplikationen

Das Verständnis der verschiedenen Katheterarten und ihrer Indikationen ist für Angehörige der Gesundheitsberufe von entscheidender Bedeutung, um die bestmögliche Versorgung der Patienten zu gewährleisten und gleichzeitig die damit verbundenen Risiken zu minimieren.

Mögliche Komplikationen und ihr Umgang damit

Die Verwendung von Kathetern ist in der Medizin zwar üblich und oft lebenswichtig, aber nicht ohne Risiken. Krankenpfleger müssen auf diese möglichen Komplikationen achten und wissen, wie sie effektiv damit umgehen können.

1. Einleitung
- Bedeutung der Katheterüberwachung
- Prävention als erster Schritt

2. Infektiöse Komplikationen
- **Lokale Infektionen:** Rötung, Schwellung, Eiter an der Einstichstelle.

- **Management**: Entfernung des Katheters, mikrobielle Kulturen, Verabreichung von Antibiotika.
- **Bakteriämie und Sepsis**: Eine Infektion, die sich über den Blutkreislauf ausbreitet.
- **Management**: Entfernung des Katheters, systemische Antibiotika, Behandlung des septischen Schocks

3. Mechanische Komplikationen

- **Verstopfung des Katheters**: Verminderter Durchfluss, keine Möglichkeit, Flüssigkeiten zu entnehmen oder zu injizieren.
- **Verwaltung**: Waschen mit geeigneten Lösungen, manchmal Entfernen und Ersetzen des Katheters.
- **Riss oder Leck**: Austreten von Flüssigkeit aus dem Katheter.
- **Management**: Beendigung der Verwendung, Sicherung der Stelle, Austausch des Katheters
- **Kathetermigration**: Verlagerung des Katheters von seinem ursprünglichen Ort.
- **Verwaltung**: Bestätigung durch Bildgebung, Neupositionierung oder Entfernung.

4. Thrombotische Komplikationen

- **Venenthrombose**: Ein Blutgerinnsel, das sich um den Katheter gebildet hat.
- **Management**: Antikoagulantien, evtl. Entfernung des Katheters, Vorbeugung durch regelmäßige Spülungen.
- **Embolie**: Freisetzung eines Gerinnsels in den Blutkreislauf.
- **Management**: Antikoagulantien, Herz- und Lungenüberwachung.

5. Luftbezogene Komplikationen

- **Gasembolie**: Eintritt von Luft in den Kreislauf über den Katheter.

- **Management**: Linksseitenlage und Trendelenburg, Verabreichung von Sauerstoff, manchmal Absaugen von Luft durch den Katheter.

6. Traumatische Komplikationen

- **Perforation**: Ein Organ oder Gefäß wird beim Einführen des Katheters perforiert.
- **Management**: Entfernung des Katheters, engmaschige Überwachung, ggf. Operation
- **Hämatome**: Blutansammlungen an der Einstichstelle.
- **Management**: Kompression, Überwachung des Verlaufs, ggf. chirurgische Evakuierung

7. Chemische Komplikationen

- **Chemische Phlebitis**: Eine durch ein Medikament oder eine Lösung verursachte Venenreizung.
- **Management**: Unterbrechen der Verabreichung, Auflegen von warmen Umschlägen, Überwachung, eventuell Entfernen des Katheters.

8. Neurologische Komplikationen

- **Nervenschäden**: Vor allem bei epiduralem oder spinalem Katheter.
- **Management**: Entfernung des Katheters, Überwachung der Symptome, neurologische Beratung

9. Vermeidung von Komplikationen

- Sterile Einführtechniken
- Regelmäßige Schulungen für das medizinische Personal
- Regelmäßige Überwachung und angemessene Pflege der Einfügungsstelle
- Bildung des Patienten

Die mit Kathetern verbundenen Komplikationen sind vielfältig und erfordern ständige Wachsamkeit seitens des

Gesundheitspersonals. Eine angemessene Ausbildung, eine strenge Technik und eine kontinuierliche Überwachung können diese Risiken minimieren und die Sicherheit der Patienten gewährleisten.

Verabreichung von Medikamenten intravenös

Die intravenöse (IV) Verabreichung von Medikamenten ist eine gängige Praxis im medizinischen Bereich, vor allem in akuten Situationen. Sie ermöglicht eine schnelle Wirkung des Medikaments, erfordert jedoch gründliche Kenntnisse und besondere Aufmerksamkeit, um Komplikationen zu vermeiden.

1. Einleitung
- **Vorteile der intravenösen Verabreichung**: Schnelle Absorption, genaue Dosierung, Verwendung von großvolumigen Lösungen oder irritierenden Medikamenten.
- **Verantwortlichkeiten des Krankenpflegers**: Auswahl der richtigen Injektionsstelle, Vorbereitung des Medikaments, Überwachung des Patienten.

2. Arten der Verabreichung IV
- **Bolus oder direkte Injektion**: Schnelle Verabreichung einer geringen Menge eines Medikaments.
- **Kontinuierliche Infusion**: Konstante und regelmäßige Verabreichung von Medikamenten oder Flüssigkeiten.
- **Intermittierende Infusion**: Verabreichung von Medikamentendosen in regelmäßigen Abständen.

3. Zubereitung des Medikaments
- **Überprüfung der Verschreibung**: Bestätigung der Dosis, des Medikaments und des Verabreichungsweges.
- **Handhygiene**: Vor der Handhabung Hände waschen.

- **Zubereitung in steriler Umgebung**: Verwendung aseptischer Techniken zur Vermeidung von Kontaminationen.
- **Überprüfung des Arzneimittels**: Verfall, Unversehrtheit, Ausfällung oder Verfärbung des Produkts.

4. Auswahl und Vorbereitung der Injektionsstelle
- **Wahl der Vene**: Bevorzugt Venen auf dem Handrücken, dem Unterarm oder dem Ellbogen.
- **Beurteilen Sie die Stelle**: Vermeiden Sie beschädigte, geschwollene oder schmerzhafte Stellen.
- **Desinfizieren Sie die Stelle**: Verwenden Sie ein Antiseptikum in einer kreisförmigen Bewegung von der Mitte nach außen.

5. Einsetzen des IV-Zugangs
- **Aseptische Technik**: Tragen Sie sterile Handschuhe.
- **Einführen des Katheters**: Mit einem Winkel von 15-30 Grad zur Haut, Anpassung an einen weniger spitzen Winkel, sobald er in der Vene ist.
- **Bestätigung der Position**: Rückfluss von Blut in den Katheterschlauch.
- **Fixierung des Katheters**: Verwenden Sie sterile, durchsichtige Verbände.

6. Verabreichung des Medikaments
- **Überprüfung der Infusionsrate**: Anpassung gemäß der ärztlichen Verordnung
- **Überwachung während der Verabreichung**: Achten Sie auf Anzeichen von Komplikationen, wie Infiltration oder Phlebitis.
- **Spülen**: Verwenden Sie nach der Verabreichung eine Kochsalzlösung, um die vollständige Abgabe des Medikaments zu gewährleisten und die Durchgängigkeit des Katheters aufrechtzuerhalten.

7. Überwachung nach der Verabreichung
- **Beobachtung der Wirkung des Medikaments**: Anzeichen für Wirksamkeit oder Nebenwirkungen.

- **Überwachung der Einstichstelle**: Auf Anzeichen einer Infektion, Infiltration oder Irritation achten.

8. Rückzug des IV-Zugangs
   - Handhygiene: Vor dem Entfernen.
   - **Sanftes Entfernen**: Mit einer kontinuierlichen Bewegung unter Druck mit einer sterilen Kompresse.
   - **Pflaster**: Auf die Stelle auftragen, um Blutungen zu verhindern.

9. Komplikationen und ihr Umgang damit
   - Phlebitis, Infiltration, Paravasation, Gasembolie, Infektion.
   - Prävention und Intervention.

Die intravenöse Verabreichung von Medikamenten ist eine Kernkompetenz von Krankenpflegern, die in der Akutmedizin tätig sind. Ein gründliches Verständnis der Techniken, eine sorgfältige Vorbereitung und eine aufmerksame Überwachung sind entscheidend, um die Sicherheit und Wirksamkeit dieser Verabreichungsform zu gewährleisten.

Kapitel 10.
AUFNEHMEN BESTIMMTE PATIENTEN

Pädiatrie :
das Kind in einer akuten Situation

Die Pädiatrie ist ein eigenes Universum in der Welt der Medizin, das von seiner eigenen Dynamik, seinen Herausforderungen und seinen berührenden Momenten geprägt ist. Wenn es darum geht, ein Kind in einer akuten Situation zu betreuen, zählt jede Sekunde, jede Entscheidung ist entscheidend, aber alles muss mit einer Sanftheit geschehen, die auf diese besonders verletzlichen Patienten zugeschnitten ist.

Es ist von entscheidender Bedeutung zu verstehen, dass Kinder nicht einfach "kleine Erwachsene" sind. Ihre Physiologie, Anatomie und Psychologie weisen Besonderheiten auf, die eine angepasste Herangehensweise erfordern. Beispielsweise können ihre engeren Atemwege leichter blockiert werden, und ihr Herz schlägt im Ruhezustand oft schneller als das eines Erwachsenen. Diese Unterschiede sind zwar subtil, können aber den Verlauf einer Krankheit oder das Ansprechen auf eine Behandlung beeinflussen.

Die erste Interaktion mit einem Kind in Not erfordert eine sorgfältige Beurteilung, die häufig durch den für die Pädiatrie angepassten ABCDE-Ansatz geleitet wird. Während der Krankenpfleger den Zustand des Kindes beurteilt, muss er sich der normalen pädiatrischen Vitalwerte bewusst sein, die je nach Alter stark variieren. Eine Herzfrequenz, die bei einem Erwachsenen als hoch angesehen würde, kann bei einem Kind völlig normal sein.

Eine der wertvollsten Fähigkeiten in der Pädiatrie ist die Fähigkeit, effektiv mit dem Kind und seiner Familie zu kommunizieren. Ein Säugling kann seine Schmerzen oder sein Unbehagen nicht auf die gleiche Weise ausdrücken wie ein Teenager. Ebenso könnte ein Kind im Vorschulalter Angst vor medizinischen Geräten haben, während ein älteres Kind neugierig sein könnte. In jeder Situation ist es von entscheidender Bedeutung, die Eltern zu beruhigen, zu informieren und einzubeziehen, da sie oft der Schlüssel zum Verständnis der Bedürfnisse und Gefühle ihres Kindes sind.

Schmerz ist im medizinischen Umfeld allgegenwärtig, erhält aber eine neue Dimension, wenn es um Kinder geht. Er muss mit altersgerechten Instrumenten beurteilt und mit einer Kombination aus Medikamenten und nichtmedikamentösen Techniken behandelt werden. Für Eltern ist es eine schmerzhafte Erfahrung, ihr Kind leiden zu sehen, und das medizinische Team muss Hand in Hand mit der Familie arbeiten, um diesen Schmerz zu lindern.

Die Vielfalt der akuten Erkrankungen in der Pädiatrie ist groß und reicht von häufigen Infektionen wie Gastroenteritis oder Mittelohrentzündung bis hin zu ernsteren Situationen wie Traumata oder Vergiftungen. Jedes Szenario erfordert spezifische Kenntnisse und schnelles Handeln.
Die Verabreichung von Medikamenten an ein Kind ist eine heikle Angelegenheit. Fehler können tödlich sein. Die Dosierung, die sich in der Regel am Gewicht des Kindes orientiert, muss genau überprüft und jedes Medikament mit Vorsicht verabreicht werden.

Die Behandlung von Kindern in akuten Situationen ist eine Herausforderung, die Fachwissen, Sanftheit und eine effektive Kommunikation erfordert. In dieser Welt, in der Zerbrechlichkeit auf Hoffnung trifft, spielt jeder

Gesundheitsexperte eine entscheidende Rolle, um diesen kleinen Patienten das Beste zu bieten.

Gerontologie :
der ältere Patient in der Akutmedizin

In der weiten Welt der Medizin hat die Behandlung von älteren Patienten in akuten Situationen ihre eigenen Herausforderungen, Nuancen und Besonderheiten. Da die Weltbevölkerung immer älter wird, sehen sich die Angehörigen der Gesundheitsberufe immer häufiger mit komplexen Situationen konfrontiert, in denen die Auswirkungen des Alterns mit akuten Erkrankungen interagieren und ein Mosaik aus Symptomen und Bedürfnissen schaffen, das einen ganzheitlichen Ansatz erfordert.

Es ist üblich zu sagen, dass ältere Menschen nicht einfach "ältere Erwachsene" sind. Tatsächlich geht das Altern mit physiologischen, anatomischen und psychosozialen Veränderungen einher, die sich auf die Art und Weise auswirken können, wie sich eine Krankheit manifestiert und fortschreitet. Beispielsweise kann der Rückgang der Nierenfunktion die Art und Weise verändern, wie ein Medikament verstoffwechselt wird, während der Verlust von Muskelmasse die Mobilität und Kraft einer Person beeinflussen kann.

Eine der größten Herausforderungen in der Gerontologie ist die Polypathologie. Ältere Menschen leiden häufig an mehreren chronischen Krankheiten, die untereinander oder mit einer neuen akuten Erkrankung interagieren können. Ein Patient wird vielleicht mit einer Lungenentzündung eingeliefert, aber vielleicht ist es sein Diabetes oder seine Herzerkrankung, die das Krankheitsbild verkomplizieren. Der Krankenpfleger muss dann vorsichtig durch dieses komplexe Meer von Symptomen und Medikamenten navigieren und versuchen, eine optimale Versorgung zu bieten und gleichzeitig Komplikationen zu vermeiden.

Auch die Kommunikation mit dem älteren Patienten in einer akuten Situation ist von entscheidender Bedeutung. Mit zunehmendem Alter können kognitive Defizite auftreten, die das Verstehen oder Sprechen erschweren. Es ist entscheidend, sich dem Patienten mit Geduld und Einfühlungsvermögen zu nähern und sich zu vergewissern, dass er seine Situation und die angebotene Pflege versteht. Die Einbeziehung von Angehörigen, sofern möglich, kann wertvolle Einblicke in die Vorgeschichte, die Medikamente und die Vorlieben des Patienten liefern.

Einer der ergreifendsten Aspekte bei der Betreuung älterer Patienten ist die Konfrontation mit der Endlichkeit. Die Palliativ- und Sterbebegleitung muss häufig in Betracht gezogen werden, wobei versucht wird, in Zeiten, in denen eine Heilung nicht mehr möglich ist, ein Höchstmaß an Lebensqualität zu bieten. In diesen heiklen Momenten wird der Krankenpfleger zu einer Säule, die sowohl den Patienten als auch seine Familie unterstützt und mit Mitgefühl und Professionalität anleitet.

Gerontologie in der Akutmedizin ist vor allem eine Sache des Herzens und des Geistes. Jeder Patient ist ein Buch voller Geschichten, Erinnerungen und Lektionen. Durch die medizinischen und ethischen Herausforderungen hindurch hat der Krankenpfleger die unschätzbare Chance, selbst in den dunkelsten Momenten ein Licht der Hoffnung, der Würde und des Respekts zu spenden.

Patienten mit besonderen Bedürfnissen: Behinderungen, psychische Gesundheit usw.

Sich durch die Irrungen und Wirrungen der Akutmedizin zu navigieren, ist für jeden Angehörigen eines Gesundheitsberufs eine komplexe Aufgabe. Wenn es sich jedoch um Patienten mit besonderen Bedürfnissen handelt, erreicht diese Komplexität eine neue Stufe. Diese Menschen, ob mit körperlichen, kognitiven oder sensorischen Behinderungen oder psychischen Gesundheitsstörungen, bringen eine Reihe einzigartiger Bedürfnisse und eine besondere Dynamik mit.

Zunächst einmal sollten wir uns mit dem Spektrum der Behinderung befassen. Ein Patient mit einer Querschnittslähmung wird beispielsweise andere Bedürfnisse haben als ein Patient mit Taubheit. Das erste, was jeder Krankenpfleger erkennen muss, ist das Individuum hinter der Behinderung. Wissen und Vertrautheit mit der Behinderung sind wichtig, aber sie müssen mit einem patientenzentrierten Ansatz kombiniert werden, der versucht, die Bedürfnisse, Wünsche und persönlichen Erfahrungen des Patienten zu verstehen.

Patienten mit psychischen Gesundheitsstörungen bringen eine weitere Reihe von Herausforderungen mit sich. Erkrankungen wie Schizophrenie, bipolare Störung oder schwere Depression können die Art und Weise beeinflussen, wie der Patient seine akute Erkrankung wahrnimmt, wie er mit dem Pflegepersonal interagiert und wie er sich an den Behandlungsplan hält. Der Krankenpfleger muss sowohl wachsam als auch einfühlsam sein und versuchen, eine vertrauensvolle Beziehung aufzubauen, während er gleichzeitig die Sicherheit des Patienten und des Teams gewährleistet.

Zweitens gibt es Patienten mit kognitiven Beeinträchtigungen, sei es aufgrund von Demenz, Entwicklungsverzögerung oder anderen Erkrankungen. Diese Personen können Schwierigkeiten haben, ihre Symptome, Schmerzen oder Bedürfnisse zu verstehen oder mitzuteilen. Ein geduldiger und individueller Ansatz ist entscheidend, mit geeigneten Kommunikationsmitteln, seien es Bilder, Gesten oder unterstützende Technologien.

Kommunikation ist der rote Faden, der all diese besonderen Bedürfnisse miteinander verbindet. Ob es sich um einen Dolmetscher für einen gehörlosen Patienten, einen deeskalierenden Ansatz für einen Patienten in einer psychotischen Krise oder einfach nur um aufmerksames Zuhören für einen Angstpatienten handelt - die Fähigkeit des Krankenpflegers, effektiv zu kommunizieren, ist von entscheidender Bedeutung.

Schließlich spielen Ausbildung und Bildung weiterhin eine entscheidende Rolle. Die Welt der besonderen Bedürfnisse ist groß und verändert sich ständig. Krankenpfleger müssen auf dem Laufenden bleiben, nach speziellen Fortbildungen Ausschau halten und vor allem aus jeder Interaktion mit diesen Patienten lernen.

Wenn man sich in der Akutmedizin um Patienten mit besonderen Bedürfnissen kümmert, kann die Aufgabe furchterregend erscheinen. Doch durch die Komplexität und die Herausforderungen hindurch gibt es unglaubliche Möglichkeiten zum Lernen, zum Wachstum und zutiefst menschliche Momente. In diesen Interaktionen leuchtet das Wesen der Krankenpflege - Mitgefühl, Verständnis und Altruismus - am hellsten.

Kapitel 11.
HYGIENE UND PRÄVENTION
INFEKTIONEN

Hygieneprinzipien in der Akutmedizin

Hygiene in der Akutmedizin hat oberste Priorität. In einer Umgebung, in der die Patienten oft verletzlich sind, ein geschwächtes Immunsystem haben oder anfällig für Infektionen sind, sind strenge Hygieneprotokolle nicht nur wünschenswert, sondern lebenswichtig. Die Schnelligkeit der Behandlung und die Schärfe der medizinischen Situationen verstärken den Bedarf an einwandfreien Hygienepraktiken.

Eines der ersten Dinge, die Krankenpflegern beigebracht werden, ist die Bedeutung des Händewaschens. So einfach diese Geste auch erscheinen mag, in Wirklichkeit ist sie eine wichtige erste Verteidigungslinie gegen die Ausbreitung von Infektionen. Die Hände, die in ständigem Kontakt mit Patienten, medizinischen Geräten und der Umwelt stehen, sind der Hauptvektor für die Übertragung von Krankheitserregern. Sorgfältiges Waschen mit der richtigen Technik und zu den entscheidenden Zeitpunkten (vor und nach jedem Patientenkontakt, nach dem Berühren potenziell kontaminierter Oberflächen usw.) kann einen großen Unterschied machen.

Danach kommt der sinnvolle Einsatz der persönlichen Schutzausrüstung (PSA). Ob Handschuhe, Masken, Kittel oder Schutzbrillen - jedes Element hat seinen Platz und seine Zeit. Sie dienen nicht nur dem Schutz des Krankenpflegers, sondern auch der Vermeidung von Kreuzübertragungen zwischen Patienten. Zu wissen, wann und wie man sie benutzt und vor allem, wie man sie richtig ablegt, ist entscheidend für ihre Wirksamkeit.

Die Desinfektion und Sterilisation von Geräten ist ebenfalls ein zentraler Bestandteil der Hygienegrundsätze. In einem akuten Kontext müssen medizinische Geräte, seien es Stethoskope, Monitore oder chirurgische Instrumente, rigoros gereinigt und sterilisiert werden. Jedes Instrument hat seine eigenen Desinfektionsempfehlungen, und es ist von entscheidender Bedeutung, diese genau zu befolgen.

Ebenso entscheidend ist die Sauberkeit der Umgebung. Böden, Oberflächen, Bettwäsche - alles muss regelmäßig mit geeigneten Desinfektionsmitteln gereinigt werden. Reinigungsprotokolle müssen strikt eingehalten werden, insbesondere in Hochrisikobereichen wie Isolationsräumen oder Intensivstationen.

Schließlich sind kontinuierliche Aus- und Weiterbildung von entscheidender Bedeutung. Krankheitserreger entwickeln sich weiter, ebenso wie unser Wissen und unsere Technologien. Krankenpfleger müssen über die neuesten Entwicklungen, neue Bakterien- oder Virenstämme und die besten Methoden zu deren Bekämpfung informiert sein.

In der Akutmedizin können die Dringlichkeit und die Komplexität der Situationen manchmal den Eindruck erwecken, dass die Hygiene zweitrangig ist. Dennoch steht sie im Mittelpunkt der Praxis. Gute Hygiene ist nicht nur eine Frage der Sauberkeit, sondern auch eine Frage der Sicherheit, der Qualität der Versorgung und letztlich des Respekts gegenüber dem Patienten. In dem unaufhörlichen Ballett, das die Akutmedizin darstellt, ist die Hygiene die stille, aber wesentliche Choreographie, die die Anmut und Wirksamkeit jeder Bewegung garantiert.

Verhütung von nosokomialen Infektionen

Nosokomiale Infektionen, auch als therapieassoziierte Infektionen bezeichnet, stellen eine große Herausforderung für die Medizin dar. Sie werden während eines Aufenthalts in einer Gesundheitseinrichtung erworben und können schwerwiegende Folgen für die Patienten haben, die von einer verzögerten Genesung bis hin zu schweren Komplikationen und sogar zum Tod führen können. In der hektischen Umgebung der Akutmedizin, in der die Patienten besonders anfällig sind und es häufig zu Interaktionen kommt, ist die Prävention dieser Infektionen von größter Bedeutung.

Die **aktive Überwachung** ist der erste Schritt. Wenn in jeder Einrichtung ein Infektionsüberwachungssystem eingerichtet wird, kann ein ungewöhnlicher Anstieg von Infektionen schnell erkannt, die Quellen ermittelt und Korrekturmaßnahmen eingeleitet werden.

Das **Händewaschen** steht auch hier wieder an erster Stelle der Abwehrmaßnahmen. Die Verwendung von Seife und Wasser oder einer hydroalkoholischen Lösung in Schlüsselmomenten wie vor und nach jedem Patientenkontakt ist eine einfache, aber wirkungsvolle Möglichkeit, das Risiko zu verringern.

Der **Umgang mit Kathetern und anderen invasiven Geräten** ist von entscheidender Bedeutung. Das Einführen, Warten und Entfernen dieser Vorrichtungen muss strengen Protokollen folgen, um das Infektionsrisiko zu minimieren. Jeden Tag sollte eine Bewertung vorgenommen werden, um festzustellen, ob diese Geräte noch benötigt werden, da ihre längere Anwesenheit das Infektionsrisiko erhöht.

Isolatoren und Vorsichtsmaßnahmen für die Isolierung sind ebenfalls von entscheidender Bedeutung. Wenn bei einem Patienten bekannt ist oder vermutet wird, dass er Träger eines übertragbaren Infektionserregers ist, müssen Isolationsmaßnahmen ergriffen werden, um die Ausbreitung der Infektion auf andere Patienten, Besucher oder das Gesundheitspersonal zu verhindern.

Die **antimikrobielle Prophylaxe** kann, wenn sie sinnvoll eingesetzt wird, bestimmte Infektionen wirksam verhindern. Ihre Anwendung muss jedoch auf soliden wissenschaftlichen Erkenntnissen beruhen, um eine Übernutzung und Antibiotikaresistenz zu vermeiden.

Die **Pflege der Räumlichkeiten** ist ebenfalls von grundlegender Bedeutung. Die Reinigungsdienste müssen strenge Protokolle befolgen, um die Desinfektion der Zimmer zu gewährleisten, insbesondere nach dem Auszug eines Patienten und vor der Ankunft eines neuen Patienten.

Die **Schulung** des Personals ist ein wesentlicher Bestandteil. Alle Beschäftigten im Gesundheitswesen, ob Krankenpfleger, Ärzte oder Reinigungskräfte, müssen regelmäßig geschult und über bewährte Verfahren zur Infektionsprävention informiert werden.

Auch das **Engagement der Patienten und ihrer Angehörigen** kann eine Rolle spielen. Wenn sie über grundlegende Hygienemaßnahmen wie das Händewaschen informiert werden und das Personal daran erinnern, stärkt dies die Präventionskultur.

Schließlich ist eine **Organisationskultur, die sich** auf die Patientensicherheit konzentriert, unerlässlich. Die Förderung der Meldung von Vorfällen, ohne Angst vor Tadel, und ein Ansatz der kontinuierlichen Verbesserung sind entscheidend für die Verringerung nosokomialer Infektionen.

Die Prävention nosokomialer Infektionen ist eine gemeinsame Verantwortung aller Akteure in der Pflegekette. Es ist ein tägliches Engagement, bei dem jeder Handgriff zählt und das ständige Wachsamkeit erfordert. In diesem Kampf sind Voraussicht, Ausbildung und Gründlichkeit unsere besten Verbündeten.

Bedeutung der Impfung
für das Personal

Die Impfung des Gesundheitspersonals ist eine große Herausforderung für die öffentliche Gesundheit und die Patientensicherheit. Das Gesundheitspersonal steht bei Infektionskrankheiten an vorderster Front und ist daher einem höheren Ansteckungsrisiko ausgesetzt. Darüber hinaus stehen sie in ständigem Kontakt mit oftmals gefährdeten Patienten, was sie in den Mittelpunkt einer potenziellen Übertragungsdynamik stellt. Die Impfung des Personals ist nicht nur ein individueller Schutz, sondern Teil einer kollektiven Strategie zur Abwehr von Epidemien.

*   **Persönlicher Schutz:** Beschäftigte im Gesundheitswesen sind einer Vielzahl von Krankheitserregern ausgesetzt. Eine Impfung verringert ihr Risiko, an Krankheiten zu erkranken, die durch eine Impfung verhindert werden können, und sichert so ihre eigene Gesundheit und ihre Fähigkeit, weiterhin effektiv zu arbeiten.
*   **Geringere Übertragung:** Geimpfte Angehörige der Gesundheitsberufe sind weniger anfällig für die Übertragung von Krankheiten auf Patienten, Kollegen oder die eigene Familie. Dies ist besonders wichtig für Risikopatienten wie Neugeborene, ältere Menschen oder immungeschwächte Personen, die schwere Formen bestimmter Krankheiten entwickeln können.
*   **Vermeidung von Ausbrüchen:** In Krankenhäusern können sich Infektionen aufgrund der Bevölkerungsdichte und der Nähe zu den Patienten schnell ausbreiten. Eine hohe Durchimpfungsrate des Personals verringert das Risiko von Ausbrüchen in der Einrichtung.
*   **Vorbildfunktion:** Angehörige der Gesundheitsberufe spielen eine Vorbildfunktion in der Gesellschaft. Wenn sie sich impfen lassen, senden sie eine starke

Botschaft an die Bevölkerung, dass Impfungen wichtig und sicher sind. Ihre Teilnahme an Impfprogrammen stärkt das Vertrauen der Öffentlichkeit.

- **Einsparungen für das Gesundheitssystem:** Durch Impfung vermeidbare Krankheiten können zu Fehlzeiten am Arbeitsplatz, längeren Krankenhausaufenthalten und Komplikationen führen, die zusätzliche Kosten für das Gesundheitssystem verursachen. Durch die Impfung des Gesundheitspersonals können diese Kosten vermieden werden.

- **Ethische Verpflichtung:** Abgesehen von pragmatischen Argumenten gibt es eine ethische Dimension für die Impfung von Pflegepersonal. Der hippokratische Eid besagt: "Zuerst soll man nicht schaden". Indem sie sich impfen lassen, setzen die Beschäftigten im Gesundheitswesen diesen Grundsatz in die Tat um, indem sie sicherstellen, dass sie keine Krankheiten an ihre Patienten weitergeben.

- **Schutz vor neuen Risiken:** Die Medizin und die Krankheitserreger entwickeln sich ständig weiter. Da neue Krankheiten auftreten und alte wiederkehren, ist es wichtig, dass das Pflegepersonal geschützt und mit den Impfempfehlungen auf dem Laufenden ist.

Die Impfung des Gesundheitspersonals ist sowohl eine individuelle als auch eine kollektive Maßnahme, die für die Sicherheit der Patienten, die Gelassenheit der Beschäftigten und die Robustheit des Gesundheitssystems von entscheidender Bedeutung ist. In einer Welt, in der sich die Infektionsgefahren ständig verändern, bleibt die Impfung eines unserer wirksamsten und zuverlässigsten Instrumente.

Kapitel 12.
DIE ROLLE DES PRAKTIZIERENDEN KRANKENPFLEGERS IN DER AKUTMEDIZIN

Ausbildung und Qualifikation des praktizierenden Krankenpflegers

Der praktizierende Krankenpfleger, der je nach Land manchmal auch als "klinischer Fachkrankenpfleger" oder "praktischer Fachkrankenpfleger" bezeichnet wird, ist ein Gesundheitsfachmann mit einer fortgeschrittenen Ausbildung und erweitertem klinischen Fachwissen. Er ist in der Lage, Diagnosen zu stellen, Behandlungen zu verschreiben, zusätzliche Untersuchungen einzuleiten und sich aktiv an der umfassenden Betreuung von Patienten zu beteiligen, oft in enger Zusammenarbeit mit Ärzten und anderen Gesundheitsfachkräften. Der Ausbildungs- und Qualifikationsweg des praktizierenden Krankenpflegers ist anspruchsvoll und diesen weitreichenden Verantwortlichkeiten angemessen.

- Krankenpfleger : Der erste Schritt auf dem Weg zum praktizierenden Krankenpfleger ist der Erwerb eines Abschlusses in Krankenpflege. Dies geschieht in der Regel im Rahmen eines drei- bis vierjährigen Hochschulstudiums, das mit einem Bachelor- oder Masterabschluss in Pflegewissenschaft endet.
- **Klinische Erfahrung:** Bevor Sie sich für ein Programm für praktizierende Krankenpfleger anmelden können, müssen Sie häufig über mehrjährige klinische Erfahrung als Krankenpfleger verfügen. Diese Erfahrung vermittelt praktische

Fähigkeiten und ein tiefes Verständnis der Patientenversorgung.

- **Fortgeschrittene:** Die Ausbildung zum praktizierenden Krankenpfleger erfolgt in der Regel auf Masterebene oder einem gleichwertigen Niveau. Die Ausbildung dauert in der Regel zwei Jahre, wobei die Dauer je nach Land und Fachrichtung variieren kann. Die Ausbildung umfasst fortgeschrittene theoretische Kurse, Forschungsarbeiten und eine intensive klinische Ausbildung unter Aufsicht.

- **Spezialisierung:** Je nach Land und Institution ist es möglich, sich in Bereichen wie Pädiatrie, Geriatrie, Psychiatrie, Akutpflege, Frauengesundheit usw. zu spezialisieren. Diese Spezialisierungen erfordern oft eine zusätzliche Ausbildung und spezifische klinische Praktika.

- **Zertifizierung:** Nach Abschluss der Ausbildung müssen praktizierende Krankenpfleger häufig eine Zertifizierungsprüfung ablegen, um ihre Kompetenzen nachzuweisen. Die Zertifizierung wird häufig von nationalen oder regionalen Organisationen anerkannt und muss möglicherweise regelmäßig erneuert werden.

- **Aufrechterhaltung der Kompetenzen:** Die Medizin entwickelt sich ständig weiter. Krankenpfleger müssen daher regelmäßig an Fortbildungen teilnehmen, um ihre Fähigkeiten auf dem neuesten Stand zu halten und die Anforderungen für die Rezertifizierung zu erfüllen.

- **Gesetze und Vorschriften:** Die Aufgaben und Verantwortlichkeiten von praktizierenden Krankenpflegern können je nach Land und Region sehr unterschiedlich sein. Es ist wichtig, sich über die geltenden Vorschriften zu informieren und diese einzuhalten.

Die Ausbildung und Qualifikation von praktizierenden Krankenpflegern ist darauf ausgelegt, eine optimale Patientenversorgung zu gewährleisten. Diese Fachkräfte stellen einen Mehrwert für das medizinische Team dar, insbesondere in Kontexten, in denen der Zugang zu Ärzten eingeschränkt ist, oder in bestimmten Fachgebieten. Sie sind ein wichtiges Glied im Gesundheitssystem, das klinische Kompetenz, Entscheidungsfähigkeit und Patientennähe miteinander verbindet.

Umfang der Kompetenzen und der Praxis

Der praktizierende Krankenpfleger (PK) ist eine Schlüsselfigur in der medizinischen Versorgung, die als Brücke zwischen dem traditionellen Pflegepersonal und den Ärzten fungiert. Seine Kompetenzen und Praxis sind breit gefächert und auf die komplexen Bedürfnisse moderner Gesundheitssysteme zugeschnitten. Als hochqualifizierter Kliniker verfügt der PI über ein Fachwissen, das es ihm ermöglicht, sowohl eigenständig als auch in Zusammenarbeit mit anderen Spezialisten zu handeln.

- **Fortgeschrittene klinische   Beurteilung:** PIs werden darin geschult, umfassende klinische Beurteilungen durchzuführen, einschließlich Anamnese, körperliche Untersuchung, Symptomdeutung und Beurteilung der psychosozialen Bedürfnisse des Patienten.
- **Diagnose:** In vielen Ländern dürfen PIs Diagnosen stellen und Krankheiten, Störungen oder Leiden anhand der vom Patienten gezeigten Symptome identifizieren.
- **Verschreibung:** Je nach den örtlichen Vorschriften kann die PI das Recht haben, Medikamente, Behandlungen oder Therapien zu verschreiben und

diagnostische Tests wie Bluttests, Röntgenaufnahmen oder Ultraschalluntersuchungen anzuordnen.

- **Medizinische Verfahren:** Einige IPs sind für bestimmte medizinische Verfahren ausgebildet, z. B. für Nähte, Biopsien, Intubationen oder das Einführen von Kathetern.

- **Orientierung und Zusammenarbeit:** Die PI ist häufig ein zentraler Verbindungspunkt zwischen dem Patienten und anderen Spezialisten. Sie kann den Patienten an andere Fachleute für eine spezialisierte Behandlung überweisen und gleichzeitig eine kohärente Nachsorge gewährleisten.

- **Aufklärung und Gesundheitsförderung:** Neben der direkten Pflege spielen PIs eine entscheidende Rolle bei der Aufklärung der Patienten, indem sie ihnen helfen, ihren Gesundheitszustand und die angebotenen Behandlungen zu verstehen, und sie dazu ermutigen, sich ein gesundes Verhalten anzueignen.

- **Forschung und Evaluierung:** Viele IPs sind in der klinischen Forschung tätig und tragen so zur Verbesserung der medizinischen Praxis und zur Evaluierung neuer Interventionen bei.

- **Management und Führung:** In Gesundheitseinrichtungen können PIs Managementpositionen einnehmen, Teams beaufsichtigen, an der strategischen Planung oder der Umsetzung von Gesundheitspolitik beteiligt sein.

- **Spezialisierungen:** Wie Ärzte können sich auch IPs auf bestimmte Fachgebiete spezialisieren, z. B. Kardiologie, Pädiatrie, Psychiatrie oder Geriatrie, um nur einige zu nennen.

- **Beratung und Mentoring:** Mit ihrer Erfahrung und ihrem Fachwissen fungieren PIs oft als Mentoren für jüngere Krankenpfleger oder andere Gesundheitsfachkräfte und leiten deren berufliche Entwicklung an.

Praktische Krankenpfleger nehmen im Spektrum der medizinischen Versorgung eine herausragende Stellung ein, indem sie fortschrittliches Fachwissen einbringen und gleichzeitig einen patientenzentrierten Ansatz verfolgen. Durch den ständigen Wandel im medizinischen Bereich wird ihre Rolle noch entscheidender, da sie sich schnell an die sich ändernden Bedürfnisse von Patienten und Gesundheitssystemen anpassen können.

Mit Ärzten zusammenarbeiten und andere Spezialisten

Krankenpfleger/innen arbeiten in multidisziplinären medizinischen Teams eng mit Ärzten, Chirurgen, Apothekern, Therapeuten, Sozialarbeitern und anderen Fachkräften zusammen. Ziel dieser Zusammenarbeit ist es, eine ganzheitliche und optimale Patientenversorgung zu gewährleisten und dabei die sich ergänzenden Kompetenzen der einzelnen Fachkräfte zu nutzen.

- **Effektive Kommunikation:** Einer der Schlüssel zu einer erfolgreichen Zusammenarbeit ist die Fähigkeit, klar und effektiv zu kommunizieren. Dazu gehört es, relevante Informationen über den Zustand des Patienten auszutauschen, mögliche Diagnosen und Behandlungsmöglichkeiten zu besprechen und sicherzustellen, dass der Patient bei allen Entscheidungen im Mittelpunkt steht.
- **Rollenverständnis:** Jedes Teammitglied hat eine einzigartige Kombination von Fähigkeiten und Verantwortlichkeiten. Das Verständnis der Grenzen und Fachgebiete jedes Einzelnen ermöglicht es, den Patienten zum richtigen Zeitpunkt an den richtigen Spezialisten zu verweisen.
- **Regelmäßige Absprachen:** Teamsitzungen, klinische Runden oder Fallkonferenzen sind eine gute

Gelegenheit, um komplexe Fälle zu besprechen, Perspektiven auszutauschen und koordinierte Pflegepläne zu entwickeln.

- **Gegenseitiger Respekt:** Die Anerkennung des Wertes jeder Fachkraft fördert eine Atmosphäre des gegenseitigen Respekts, die für eine harmonische Zusammenarbeit unerlässlich ist. Jeder sollte sich wertgeschätzt und angehört fühlen.

- **Interprofessionelle Ausbildung: Immer mehr** Gesundheitseinrichtungen fördern die interprofessionelle Ausbildung, bei der verschiedene Spezialisten Seite an Seite lernen und so die Zusammenarbeit von Anfang an stärken.

- **Technologie und gemeinsam genutzte medizinische Akten:** Die Verwendung gemeinsamer elektronischer Patientenakten erleichtert die Zusammenarbeit, da alle beteiligten Berufsgruppen in Echtzeit auf die benötigten Informationen zugreifen können.

- **Koordination der Versorgung:** Die PI mit ihrem ganzheitlichen Ansatz kann als Koordinator fungieren, der die Kontinuität der Versorgung sicherstellt und dafür sorgt, dass der Patient von allen Spezialisten die notwendigen Maßnahmen erhält.

- **Ethische Reflexion:** Die Zusammenarbeit kann auch ethische Diskussionen beinhalten, insbesondere wenn es darum geht, schwierige Entscheidungen über die Behandlung oder die Pflege am Lebensende zu treffen.

- **Kontinuierliche berufliche Weiterbildung:** Wie andere Angehörige der Gesundheitsberufe müssen auch IPs mit den medizinischen Fortschritten Schritt halten. Die Teilnahme an gemeinsamen Fortbildungen oder Konferenzen mit anderen Fachleuten bereichert die Perspektive jedes Einzelnen.

- **Gegenseitige Unterstützung:** Der medizinische Bereich kann stressig sein. Ein eingespieltes Team, in dem jedes Mitglied die anderen unterstützt, ist für das Wohlbefinden der Fachkräfte und die Qualität der angebotenen Pflege von entscheidender Bedeutung.

Die Zusammenarbeit zwischen praktizierenden Krankenpflegern und anderen Spezialisten ist ein Grundpfeiler der modernen Gesundheitsversorgung. Sie stellt sicher, dass der Patient von einem kollektiven Fachwissen profitiert, das eine umfassende und auf seine Bedürfnisse zugeschnittene Versorgung gewährleistet. In diesem kollaborativen Umfeld trägt jede Fachkraft ihren Teil dazu bei, und gemeinsam arbeiten sie für das optimale Wohlbefinden des Patienten.

Kapitel 13.
PRÄVENTION UND BILDUNG VON PATIENTEN

Über Risikofaktoren aufklären

Eine der grundlegenden Aufgaben von Gesundheitsfachkräften, insbesondere von praktizierenden Krankenpflegern, besteht darin, Patienten, ihre Familien und die Gemeinschaft über die Risikofaktoren aufzuklären, die mit verschiedenen medizinischen Zuständen einhergehen. Diese proaktive Aufklärung kann viele Komplikationen verhindern und einen gesunden Lebensstil fördern.

- **Definition und Bedeutung:** Ein Risikofaktor ist jede Eigenschaft oder Exposition einer Person, die die Wahrscheinlichkeit erhöht, dass sie eine Krankheit oder Verletzung entwickelt. Das Verständnis dieser Faktoren ermöglicht die Entwicklung von Präventionsstrategien.
- **Modifizierbare und nicht modifizierbare Risikofaktoren:** Während einige Faktoren wie das Alter oder die Genetik nicht verändert werden können, können andere wie der Lebensstil oder die Umwelt angepasst werden, um das Risiko zu senken.
- **Risikobewertung:** Der Krankenpfleger muss in der Lage sein, die spezifischen Risiken für jeden Patienten auf der Grundlage seiner Vorgeschichte, seines Lebensstils und seiner Genetik zu bewerten.
- Bildungsstrategien:
    - **Offene Dialoge: Führen Sie** ehrliche Gespräche mit den Patienten, hören Sie sich

ihre Sorgen an und stellen Sie sachliche Informationen bereit.

- **Lernmaterialien:** Stellen Sie Broschüren, Videos oder andere Ressourcen zur Verfügung, die den Patienten helfen, ihre Risiken zu verstehen.
- **Workshops und Seminare:** Organisation von Bildungsveranstaltungen zu bestimmten Themen, z. B. Ernährung, Bewegung oder Stressbewältigung.
- Häufige Risikofaktoren und ihr Management:
  - **Rauchen:** Informieren Sie über die Gefahren des Rauchens und stellen Sie Ressourcen zur Verfügung, um mit dem Rauchen aufzuhören.
  - **Unausgewogene Ernährung:** Fördern Sie eine ausgewogene Ernährung, die reich an Obst, Gemüse, Vollkornprodukten und magerem Eiweiß ist.
  - **Bewegungsmangel:** Ermutigen Sie zu regelmäßiger körperlicher Aktivität, die dem Alter und der körperlichen Verfassung des Patienten angepasst ist.
  - **Übermäßiger Alkoholkonsum:** Besprechen Sie die empfohlenen Grenzwerte und die Gefahren des übermäßigen Alkoholkonsums.
  - **Stress: Vermittlung** von Techniken zur Stressbewältigung wie Meditation oder Entspannung.
- **Sensibilisierung für Prävention:** Erinnern Sie daran, wie wichtig regelmäßige medizinische Untersuchungen, Screenings und Impfungen sind, um Krankheiten vorzubeugen.
- **Zusammenarbeit mit anderen Fachleuten:** Arbeiten Sie mit Ernährungsberatern, Physiotherapeuten, Psychologen oder anderen Fachleuten zusammen, um eine umfassende Betreuung zu ermöglichen.

- **Nachsorge und Neubewertung:** Da sich Risikofaktoren und Lebensstil mit der Zeit ändern können, ist es wichtig, diese Faktoren regelmäßig mit dem Patienten zu besprechen.
- **Engagement** in **der Gemeinschaft:** Teilnahme an Veranstaltungen oder Initiativen im Bereich der öffentlichen Gesundheit, um die Gemeinschaft für häufige Risikofaktoren und deren Bewältigung zu sensibilisieren.

Die Aufklärung über Risikofaktoren ist eine Investition in das zukünftige Wohlbefinden des Patienten. Durch die Bereitstellung genauer Informationen, Ressourcen und Unterstützung können Krankenpfleger einen bedeutenden Beitrag zur Prävention von Krankheiten und zur Förderung einer gesunden Lebensweise leisten.

Ermutigung zu gesundem Verhalten

Die Förderung gesunder Verhaltensweisen ist ein Eckpfeiler der Prävention in der Medizin. Während sich die Akutmedizin häufig auf die Behandlung dringender Zustände konzentriert, kann die Ermutigung zu gesunden Verhaltensweisen das Auftreten solcher Notfälle verhindern. Krankenpfleger als vertrauenswürdige Vermittler zwischen dem Gesundheitssystem und den Patienten spielen in dieser Hinsicht eine entscheidende Rolle.

- Den Patienten verstehen:
  - **Aktives Zuhören:** Nehmen Sie sich Zeit, um die Sorgen, Bedürfnisse und Hindernisse des Patienten anzuhören.
  - **Beurteilung der aktuellen Gewohnheiten:** Ermittlung der gesundheitlichen Situation des Patienten, einschließlich seiner

Essgewohnheiten, seines Bewegungsniveaus, seines Substanzkonsums usw.

- Bildung und Sensibilisierung:
  - **Information:** Bereitstellung sachlicher und aktueller Informationen über die Vorteile gesunder Verhaltensweisen.
  - **Mythen und Desinformation:** Entlarvt gängige falsche Vorstellungen und liefert evidenzbasierte Informationen.
- Motivationale Strategien:
  - **Motivierende Gesprächsführung:** Diese Technik wird eingesetzt, um Patienten dabei zu helfen, ihren Widerstand gegen Veränderungen zu erkennen und zu überwinden.
  - **Ziele setzen:** Den Patienten helfen, realistische und messbare Ziele für ihr gesundheitsbewusstes Verhalten zu setzen.
- Förderung einer ausgewogenen Ernährung:
  - **Kenntnis der Lebensmittelgruppen:** Förderung einer abwechslungsreichen Ernährung.
  - **Lesen von Etiketten:** Aufklärung über die Bedeutung des Verständnisses von Nährwertangaben.
  - **Zu Hause kochen: Werben Sie für die** Vorteile der Zubereitung von Mahlzeiten zu Hause und stellen Sie, wenn möglich, gesunde Rezepte zur Verfügung.
- Ermutigung zu körperlicher Betätigung:
  - **Vorteile körperlicher Aktivität:** Erinnern Sie an die Vorteile für Körper und Geist.
  - **Eine geeignete Aktivität finden:** Helfen Sie dem Patienten, eine geeignete Aktivität zu finden, z. B. Wandern, Tanzen, Yoga etc.

- Umgang mit Stress:
  - **Erkennen von Auslösern:** Dem Patienten helfen, zu erkennen, was in seinem Leben Stress verursacht.
  - **Entspannungstechniken: Führen Sie** Methoden wie Meditation, tiefes Atmen und Visualisierung ein.
- Vermeidung von schädlichen Substanzen:
  - **Rauchen:** Bereitstellung von Ressourcen, die dabei helfen, mit dem Rauchen aufzuhören.
  - **Alkoholkonsum:** Besprechen Sie die sicheren Grenzen und die Risiken, die mit übermäßigem Alkoholkonsum verbunden sind.
- Förderung von erholsamem   Schlaf:
  - **Schlafhygiene:** Beratung über die Bedeutung einer regelmäßigen Schlafroutine und einer erholsamen Umgebung.
- Unterstützende Netzwerke:
  - **Selbsthilfegruppen:** Verweisen Sie die Patienten an lokale oder Online-Selbsthilfegruppen.
  - **Familie und Freunde:** Patienten sollten ermutigt werden, ihre Ziele mit ihren Angehörigen zu teilen, um Unterstützung zu erhalten.
- Verfolgt:
  - Planen Sie Folgetermine, um Fortschritte zu besprechen, Hindernisse zu überwinden und die Ziele ggf. anzupassen.

Bei der Förderung gesunder Verhaltensweisen geht es nicht nur um die Vermittlung von Informationen, sondern auch um den Aufbau einer vertrauensvollen Beziehung zum Patienten, das Verständnis seiner spezifischen Bedürfnisse und die Bereitstellung von Werkzeugen und Unterstützung, die er für den Erfolg benötigt. Mit diesem ganzheitlichen

Ansatz können Krankenpfleger das Leben ihrer Patienten wirklich verändern.

Unterstützung für den Übergang zur häuslichen Pflege

Der Übergang von der Krankenhauspflege nach Hause ist für Patienten und ihre Familien ein entscheidender Moment. Diese Zeit kann stressig und voller Unsicherheiten sein, aber auch voller Hoffnung auf eine Rückkehr in die Normalität. Krankenpfleger spielen eine zentrale Rolle, um sicherzustellen, dass dieser Übergang so reibungslos und sicher wie möglich verläuft.

- Einschätzung der Situation zu Hause
  - **Vorbesuch:** Ein Krankenpfleger oder eine andere medizinische Fachkraft kann einen Hausbesuch durchführen, um die Umgebung zu beurteilen und festzustellen, ob Änderungen erforderlich sind.
  - **Bedarfsermittlung:** Erkennung spezifischer medizinischer Bedürfnisse, wie z. B. der Bedarf an geeigneter Ausrüstung oder Medikamenten.
- Schulung von Patienten und ihren Betreuern
  - **Grundlegende Fähigkeiten:** Schulung von Patienten und Betreuern in grundlegenden Fähigkeiten wie der Verabreichung von Medikamenten, der Überwachung von Lebenszeichen und der Durchführung grundlegender Pflegemaßnahmen.
  - **Reaktionen auf Notfälle:** Bereitstellung klarer Richtlinien, was in Notfällen zu tun ist.

- Koordination mit Anbietern von häuslicher Pflege:
  - **Kontakte** herstellen**: Patienten je nach Bedarf mit Krankenpflegern, Physiotherapeuten oder anderen Spezialisten zusammenbringen
  - **Nahtlose Kommunikation: Sorgen Sie** für einen reibungslosen Übergang, indem Sie mit den Anbietern häuslicher Pflege klar über den Zustand und die Bedürfnisse des Patienten kommunizieren.
- Planung der Ausreise:
  - **Checkliste:** Stellen Sie eine detaillierte Liste der Schritte zur Verfügung, die bei der Entlassung aus dem Krankenhaus zu befolgen sind.
  - **Nachsorgetermine:** Planen Sie Termine, die für die medizinische Nachsorge notwendig sind.
- Emotionale Unterstützung:
  - **Begleitung:** Erkennen Sie die Gefühle von Angst, Furcht oder Unsicherheit, die Patienten während des Übergangs empfinden können.
  - **Orientierung:** Ressourcen wie Selbsthilfegruppen oder Therapien anbieten, die helfen, mit diesen Emotionen umzugehen.
- Nachsorge nach dem Übergang:
  - **Follow-up-Anrufe:** Organisieren Sie regelmäßige Telefonanrufe, um sicherzustellen, dass zu Hause alles gut läuft.
  - **Regelmäßige Besuche:** Planen Sie Hausbesuche, um die Situation zu beurteilen und den Pflegeplan ggf. anzupassen.
- Verwaltung von Medikamenten:
  - **Aktuelle Liste:** Stellen Sie sicher, dass der Patient eine aktuelle Liste aller seiner Medikamente mit den entsprechenden Dosierungen und Zeitplänen hat.

- **Organisation:** Beratung zur Verwendung von Pillenboxen oder Apps zur Überwachung der Medikamenteneinnahme.
- Bewertung des Fortschritts:
  - **Gesundheitstagebuch:** Ermutigen Sie die Patienten, täglich ein Tagebuch über ihren Gesundheitszustand zu führen, um Fortschritte zu verfolgen und mögliche Probleme zu erkennen.
  - **Rehabilitation: Wenn** nötig, organisieren Sie Rehabilitationssitzungen, um die körperliche und geistige Erholung zu unterstützen.
- Ressourcen und Unterstützung der Gemeinschaft:
  - **Lokale Dienste:** Informieren Sie die Patienten über die in ihrer Gemeinde verfügbaren Ressourcen, wie z. B. Medikamentenlieferdienste oder Programme zur Unterstützung von Patienten.
- Vermeidung von Wiederaufnahmen:
  - **Aufklärung:** Bereitstellung von Informationen zur Vermeidung häufiger Komplikationen, die mit ihrem Zustand verbunden sind.
  - **Warnzeichen:** Informieren Sie die Schülerinnen und Schüler darüber, auf welche Anzeichen sie achten sollten, die auf eine Verschlechterung ihres Zustands hindeuten könnten.

Der Übergang zur häuslichen Pflege ist eine Reise, die eine aufmerksame und wohlwollende Begleitung erfordert. Durch sorgfältige Planung, angemessene Schulung und kontinuierliche Unterstützung können Krankenpfleger sicherstellen, dass ihre Patienten auch außerhalb der Krankenhausumgebung weiterhin eine qualitativ hochwertige Pflege erhalten.

Kapitel 14.
REHABILITATION UND NACHSORGE

Planung der Ausreise und Koordinierung der Pflege

Die Entlassung aus dem Krankenhaus ist für Patienten oft ein Moment der Erleichterung, der mit Angst vermischt ist. Die Aussicht, wieder in den Komfort der eigenen vier Wände zurückzukehren, ist verlockend, aber auch mit Ungewissheit über die Fortsetzung der Pflege verbunden. Krankenpfleger sind aufgrund ihrer zentralen Rolle in einer idealen Position, um einen reibungslosen, sicheren und beruhigenden Übergang für den Patienten zu gewährleisten.

- Vorläufige   Bewertung für die Ausgabe :
  - **Gesundheitszustand des Patienten:** Ist er stabil und in der Lage, das Krankenhaus zu verlassen?
  - **Selbstpflegefähigkeiten:** Ist der Patient in der Lage, sich selbst zu versorgen, oder wird er Hilfe benötigen?
- Koordination mit dem medizinischen Team :
  - **Multidisziplinäres Treffen:** Zusammenführung von Ärzten, Krankenpflegern, Sozialarbeitern und Physiotherapeuten, um einen geeigneten Entlassungsplan zu erstellen.
  - **Medikamente und Verschreibungen: Stellen Sie** sicher, dass der Patient alle notwendigen Verschreibungen vorliegen hat und deren Anwendung versteht.

- Aufklärung des Patienten und seiner Familie :
  - **Anweisungen** für die Zeit **n a c h   d e m Krankenhausaufenthalt:** Erklären Sie deutlich die Pflegemaßnahmen, die Warnzeichen und die Häufigkeit von Arztterminen.
  - **Techniken und Fertigkeiten:** Unterrichten Sie den Patienten und seine Angehörigen in den notwendigen Fertigkeiten, wie z. B. Verbände wechseln oder Medikamente verabreichen.
- Organisation der häuslichen   Pflege :
  - **Häusliche Pflegedienste:** Organisieren Sie ggf. häusliche Pflegedienste, Physiotherapie oder Pflegehelfer.
  - **Medizinische Ausrüstung:** Planen Sie die L i e f e r u n g   a l l e r   n o t w e n d i g e n Ausrüstungsgegenstände wie Pflegebetten, Rollstühle oder Geräte zur Sauerstofftherapie.
- Folgetermine :
  - **Arztbesuche:** Planen Sie Termine mit Fachärzten, Allgemeinmedizinern oder anderen Gesundheitsfachkräften.
  - **Tests und Untersuchungen :** Organisieren Sie alle notwendigen zusätzlichen Tests oder Folgeuntersuchungen.
- Koordination mit den Sozialdiensten :
  - **Unterstützung zu Hause: Bei** Bedarf Hilfe im Haushalt, beim Einkaufen oder Kochen einrichten.
  - **Rehabilitationsprogramme:** Überweisung des Patienten an Programme, die auf seine Situation zugeschnitten sind, seien sie physisch, psychologisch oder sozial.
- Output-Dokumente :
  - **Medizinische Zusammenfassung: Liefern Sie** einen ausführlichen Bericht über den Krankenhausaufenthalt, die erhaltenen

Behandlungen und Empfehlungen für die weitere Vorgehensweise.

- **Kontaktdaten:** Bieten Sie eine Liste mit nützlichen Nummern für Fragen oder Notfälle an.
- Nachsorge nach dem Krankenhausaufenthalt :
  - **Telefonanrufe:** Regelmäßig nach dem Rechten sehen, um sicherzustellen, dass alles gut läuft.
  - **Neubewertung:** Falls erforderlich, Überprüfung und Anpassung des ursprünglichen Pflegeplans an die Entwicklung des Patienten.

Die Planung der Entlassung und die Koordination der Pflege sind entscheidend, um die Sicherheit des Patienten zu gewährleisten und seine Genesung zu fördern. Mithilfe eines ganzheitlichen und patientenzentrierten Ansatzes können Krankenpfleger sicherstellen, dass Patienten die richtige Pflege erhalten und ihre Genesung unter den bestmöglichen Bedingungen fortsetzen.

Teamarbeit mit Therapeuten und Sozialarbeiter

In der dynamischen und oft unvorhersehbaren Welt der Akutmedizin arbeitet der Krankenpfleger nicht als Einzelkämpfer. Sie bewegt sich inmitten eines multidisziplinären Teams aus Ärzten, Therapeuten und Sozialarbeitern, die alle ihren Teil dazu beitragen, eine umfassende und individuelle Betreuung des Patienten zu gewährleisten. Diese interprofessionelle Zusammenarbeit ist nicht nur entscheidend, um den komplexen Bedürfnissen der Patienten gerecht zu werden, sondern sie bereichert auch die Praxis und die Sichtweise jedes einzelnen Fachmanns.

- Erkennen von Rollen und Kompetenzen :
  - **Therapeuten:** Sie können sich auf verschiedene Bereiche spezialisieren, z. B. Physiotherapie, Ergotherapie oder Atemtherapie. Ihr Fachwissen ist entscheidend, um Patienten zu helfen, ihre Mobilität und Selbstständigkeit wiederzuerlangen oder mit Atemproblemen umzugehen.
  - **Sozialarbeiter:** Ihre Aufgabe ist es, Patienten und ihre Familien bei den sozialen, emotionalen und wirtschaftlichen Herausforderungen zu unterstützen, die mit einer Krankheit oder einem Krankenhausaufenthalt verbunden sind.
- Kommunikation und Teamsitzungen :
  - **Regelmäßiger Austausch:** Diese Momente ermöglichen es, Beobachtungen, Anliegen und Therapieziele für jeden Patienten zusammenzutragen.
  - **Pflegeplanung:** Eine enge Zusammenarbeit stellt sicher, dass alle Facetten des Wohlbefindens des Patienten berücksichtigt werden, sei es seine körperliche und geistige Gesundheit oder seine soziale Situation.
- Koordination der Interventionen :
  - **Organisation der Therapien :** Der Krankenpfleger muss seine Pflege häufig in Bezug auf die Therapiesitzungen planen, um Störungen zu vermeiden und die Wirksamkeit der Interventionen zu maximieren.
  - **Emotionale und soziale Unterstützung:** Durch die enge Zusammenarbeit mit Sozialarbeitern kann der Krankenpfleger sicherstellen, dass die emotionalen und sozialen Bedürfnisse des Patienten angesprochen werden, sei es durch psychologische Unterstützung, häusliche Hilfe oder Behördengänge.

- Aus- und Weiterbildung :
  - **Interdisziplinäre Workshops:** Diese Momente des Austauschs vertiefen das gegenseitige Verständnis der Rollen und Verantwortlichkeiten jedes Einzelnen und fördern den Austausch von Fähigkeiten.
  - **Klinische Fälle: Das** gemeinsame Besprechen komplexer Fälle bietet die Möglichkeit, voneinander zu lernen und die Behandlungsstrategien zu verfeinern.
- Vorteile für den Patienten :
  - **Ganzheitliche Pflege:** Dank dieser Zusammenarbeit erhält der Patient eine Pflege, die alle seine Bedürfnisse umfasst.
  - **Nahtlose Übergänge :** Die Koordination zwischen den verschiedenen Fachkräften erleichtert den Übergang vom Krankenhaus nach Hause und sorgt so für eine kontinuierliche Versorgung.
- Herausforderungen und Lösungen :
  - **Berufskulturelle Unterschiede:** Jeder Beruf hat seine eigene Kultur, seinen eigenen Jargon und seine eigenen Perspektiven. Daher ist es entscheidend, das gegenseitige Verständnis und den Respekt zu fördern.
  - **Berufsübergreifende Ausbildung:** Die Förderung der Ausbildung ab dem Hochschulstudium macht jede Fachkraft mit anderen Disziplinen vertraut und stärkt die Zusammenarbeit von Beginn der Karriere an.

Die Teamarbeit zwischen Krankenpflegern, Therapeuten und Sozialarbeitern ist eine wertvolle Synergie. Gemeinsam können sie dem Patienten eine umfassende Betreuung bieten, die gleichzeitig auf seine medizinischen, körperlichen, emotionalen und sozialen Bedürfnisse eingeht.

Betreuung zu Hause und Prävention der Rehospitalisierungen

Der Übergang von einem Krankenhausaufenthalt zur häuslichen Pflege ist ein heikler und entscheidender Moment im Pflegeverlauf eines Patienten. Der Krankenpfleger spielt eine zentrale Rolle, um sicherzustellen, dass dieser Übergang reibungslos verläuft und die Bedürfnisse des Patienten weiterhin erfüllt werden. Darüber hinaus kann ein erfolgreicher Übergang Rehospitalisierungen verhindern, die für den Patienten oft belastend und für das Gesundheitssystem kostspielig sind.

- Bewertung vor der Entlassung :
    - **Gesundheitszustand des Patienten :** Vor der Heimreise ist es unbedingt erforderlich, den Patienten gründlich zu beurteilen, um sicherzustellen, dass sein Gesundheitszustand stabil ist und er die notwendige Pflege zu Hause erhalten kann.
    - **Häusliche Umgebung:** Eine Bewertung der Umgebung des Patienten, einschließlich potenzieller Risiken und verfügbarer Ressourcen, ist von entscheidender Bedeutung. Zu dieser Einschätzung kann z. B. ein Ergotherapeut beitragen.
- Planung der Ausreise :
    - **Aufklärung des Patienten und seiner Familie:** Der Krankenpfleger stellt sicher, dass der Patient und seine Familie wissen, auf welche Anzeichen sie achten müssen, welche Medikamente sie einnehmen müssen und welche Termine anstehen.
    - **Koordination mit den häuslichen Gesundheitsfachkräften:** Vor der Entlassung nimmt der Krankenpfleger Kontakt mit den häuslichen Pflegekräften, den behandelnden

Ärzten oder anderen Fachkräften auf, die in der Wohnung des Patienten tätig sein werden.

- Nachbetreuung zu Hause :
  - **Regelmäßige Besuche:** Die Besuche der Krankenpfleger zu Hause dienen dazu, den Gesundheitszustand des Patienten zu überwachen, Behandlungen zu verabreichen und zu beurteilen, ob Anpassungen erforderlich sind.
  - **Telemedizin:** Die Telemedizin wird immer häufiger eingesetzt und ermöglicht es, Patienten aus der Ferne zu überwachen, die Behandlung anzupassen und bei Problemen schnell zu reagieren.
- Vermeidung von Komplikationen :
  - **Schulung zum Selbstmanagement:** Der Krankenpfleger schult den Patienten darin, Anzeichen für eine Verschlechterung seines Zustands zu erkennen und geeignete Maßnahmen zu ergreifen.
  - **Umgang mit Medikamenten :** Die Sicherstellung einer guten Medikamenteneinhaltung ist entscheidend für die Vermeidung von Komplikationen.
- Soziale Reintegration :
  - **Rückkehr in den Alltag:** Der Krankenpfleger ermutigt und unterstützt den Patienten bei der Wiederaufnahme seiner täglichen Aktivitäten, seien es Hobbys, berufliche oder soziale Tätigkeiten.
  - **Psychologische Unterstützung:** Ein Krankenhausaufenthalt kann traumatisch sein, und psychologische Unterstützung zu Hause ist oft von Vorteil.
- Kommunikation mit dem Krankenhausteam :
  - **Austausch von Informationen :** Der häusliche Krankenpfleger und der

Krankenhauskrankenpfleger tauschen sich regelmäßig über die Entwicklung des Patienten, Anpassungen der Behandlung oder mögliche Komplikationen aus.

- **Rückführung ins Krankenhaus:** Bei größeren Komplikationen koordiniert der Krankenpfleger zu Hause mit dem Krankenhaus, um eine schnelle und effiziente Rückführung ins Krankenhaus zu organisieren.

Die Nachsorge zu Hause ist ein wesentlicher Schritt in der Gesamtversorgung des Patienten. Ein gut vorbereiteter Übergang, eine effektive Koordination mit dem häuslichen Gesundheitspersonal und eine kontinuierliche Unterstützung können Komplikationen verhindern und die bestmögliche Lebensqualität für den Patienten gewährleisten.

Kapitel 15.
KOMPETENZEN IM RISENMANAGEMENT

Grundprinzipien des Krisenmanagements

Krisenmanagement ist ein wesentlicher Bestandteil der Rolle des Krankenpflegers, insbesondere in der Akutmedizin, wo sich Situationen schnell und unvorhersehbar entwickeln können. Eine Krise mit Kompetenz, Selbstvertrauen und Einfühlungsvermögen anzugehen, kann den Unterschied zwischen einem positiven Ergebnis und tragischen Folgen ausmachen. Die Grundprinzipien des Krisenmanagements können dabei helfen, in solchen Situationen mit Bedacht zu navigieren.

- Antizipation und Vorbereitung :
    - **Weiterbildung:** Regelmäßige Weiterbildung und die Aktualisierung des Wissens über Notfallprotokolle und bewährte Verfahren sind von entscheidender Bedeutung.
    - **Krisenplanung:** Klare Protokolle für verschiedene Krisensituationen vorliegen haben, von der kardialen Dekompensation bis zum Umgang mit Verhaltensstörungen.
- Schnelle und genaue Bewertung :
    - **Zeichen erkennen: Frühzeitige** Erkennung von Warnzeichen oder Symptomen einer Krisensituation.
    - **Bedürfnisse einschätzen:** Schnell feststellen, was der Patient braucht und welche Ressourcen zur Erfüllung dieser Bedürfnisse erforderlich sind.

- Effektive Kommunikation :
  - **Klarheit und Prägnanz:** In Krisensituationen zählt jede Sekunde. Informationen müssen klar und schnell weitergegeben werden.
  - **Aktives Zuhören:** Dem Patienten, seiner Familie und dem medizinischen Team aufmerksam zuhören, um die Situation als Ganzes zu verstehen.
- Angepasste   Intervention :
  - **Schnell handeln:** Treffen Sie fundierte Entscheidungen und handeln Sie schnell, um den Patienten oder die Situation zu stabilisieren.
  - **Ruhig bleiben:** Die Ruhe des Krankenpflegers kann sowohl den Patienten als auch das Team beruhigen, selbst in den angespanntesten Momenten.
- Emotionale   Unterstützung :
  - **Empathie:** Die Gefühle des Patienten und seiner Familie erkennen und bestätigen.
  - **Rückversicherung: Beruhigt** den Patienten über die getroffenen Maßnahmen und erklärt die Interventionen klar und deutlich.
- Bewertung nach der Krise :
  - **Nachbesprechung: Bringen Sie** das Team zusammen, um zu besprechen, was gut gelaufen ist und welche Bereiche verbessert werden können.
  - **Emotionale   Unterstützung:** Erkennen Sie potenzielle posttraumatische Belastungsstörungen bei Patienten, Familien und dem medizinischen Team und bieten Sie angemessene Unterstützung an.
- Kontinuierliche Verbesserung :
  - **Feedback:** Nutzen Sie die Erfahrungen aus der Krise, um die Protokolle und die Ausbildung zu verbessern.

- **Weiterbildung:** Halten Sie sich über die neuesten Forschungen und Methoden im Bereich Krisenmanagement auf dem Laufenden, um stets vorbereitet zu sein.

Krisenmanagement beruht auf einer Kombination aus Voraussicht, Kompetenz, effektiver Kommunikation und Einfühlungsvermögen. Mit einer angemessenen Ausbildung und einem patientenzentrierten Ansatz kann der Krankenpfleger selbst die kritischsten Situationen wirksam bewältigen und die Sicherheit und das Wohlergehen des Patienten gewährleisten.

Deeskalationsstrategien

In der dynamischen und oft unvorhersehbaren Welt der Akutmedizin können Krankenpfleger mit Situationen konfrontiert werden, in denen Patienten oder manchmal auch deren Angehörige unruhig, ängstlich oder aggressiv werden. In solchen Momenten ist die Fähigkeit des Krankenpflegers, die Situation zu deeskalieren, von entscheidender Bedeutung, nicht nur um die Sicherheit aller Beteiligten zu gewährleisten, sondern auch um eine angemessene Versorgung des Patienten sicherzustellen. Deeskalationsstrategien sind bewährte Techniken, die helfen können, Spannungen abzubauen und potenziell gefährliche Situationen zu verhindern.

- Aktives Zuhören :
    - **Sich auf Augenhöhe mit dem Patienten begeben: Sich dem Patienten** gegenüberstellen, Blickkontakt herstellen und Interesse an dem zeigen, was der **Patient** sagt.

- **Verbale Spiegelung:** Wiederholen Sie die Anliegen des Patienten, um ihm zu zeigen, dass er gehört wird.
- Nonverbale Kommunikation :
  - **Offene Körperhaltung:** Vermeiden Sie es, die Arme zu verschränken oder Zeichen von Aggression zu zeigen.
  - **Persönlicher Bereich:** Respektieren Sie den Raum des Patienten und gewährleisten Sie gleichzeitig seine und Ihre Sicherheit.
- Bleiben Sie ruhig und beherrschen Sie sich :
  - **Stimmregulation:** Mit einer ruhigen, beruhigenden Stimme sprechen, vermeiden Sie es, zu schreien oder die Stimme zu erheben.
  - **Atmen:** Nehmen Sie tiefe Atemzüge, um zentriert und ruhig zu bleiben.
- Gefühle validieren :
  - **Gefühle erkennen:** Auch wenn Sie mit den Gründen für die Unruhe nicht einverstanden sind, sollten Sie die Gefühle des Patienten anerkennen und bestätigen.
- Klare Grenzen setzen :
  - **Erwartungen erklären :** Informieren Sie den Patienten über die erwarteten Verhaltensweisen und die Konsequenzen, wenn er diese nicht einhält.
- Wahl und Autonomie :
  - **Optionen anbieten:** Geben Sie dem Patienten nach Möglichkeit ein Gefühl der Kontrolle, indem Sie ihm Wahlmöglichkeiten anbleten.
- Abmeldung :
  - **Strategischer Rückzug:** Wenn sich die Situation nicht bessert, kann es notwendig sein, den Bereich vorübergehend zu verlassen, bis sich der Patient beruhigt hat.

- Verstärkung anfordern :
  - **Andere Teammitglieder um Hilfe** bitten: **Bitten** Sie ggf. andere Mitarbeiter um Hilfe oder erwägen Sie, den Sicherheitsdienst zu rufen.
- Ausbildung und Vorbereitung :
  - **Regelmäßige Schulungen:** Stellen Sie sicher, dass Sie mit den Deeskalationstrainings auf dem Laufenden sind und sich mit den Protokollen der Einrichtung auskennen.
- Nach einem Unfall :
- **Nachbesprechung:** Besprechen Sie den Vorfall mit dem Team, um zu ermitteln, welche Lehren daraus zu ziehen sind.
- **Unterstützung:** Suchen Sie bei Bedarf emotionale Unterstützung, sei es von Kollegen, Vorgesetzten oder Fachleuten.

Der Schlüssel zu einer erfolgreichen Deeskalation liegt in der Antizipation, der effektiven Kommunikation und dem Mitgefühl. Durch einen patientenzentrierten Ansatz und die Anwendung dieser Strategien können Krankenpfleger erfolgreich durch angespannte Situationen navigieren und so die Sicherheit und das Wohlergehen aller Beteiligten gewährleisten.

Umgang mit Gewalt und Aggression

Gewalt und Aggression im Rahmen der Gesundheitsfürsorge, insbesondere in der Akutmedizin, geben zunehmend Anlass zur Sorge. Angesichts von Schmerzen, Angst oder Verwirrung können manche Patienten gewalttätig reagieren. Dies kann auch durch psychische Störungen oder Substanzmissbrauch verschärft werden. Für den Krankenpfleger ist der Umgang mit solchen Situationen von entscheidender Bedeutung, um die eigene Sicherheit, die des Teams und die des Patienten zu gewährleisten.

Früherkennung :

Anzeichen von Bedrohung: Lernen Sie, die ersten Anzeichen von Unruhe zu erkennen, z. B. das Zusammenkneifen des Kiefers, die geballte Faust oder eine aggressive Körperhaltung.

Auslöser: Stellen Sie fest, was die Situation verschärfen könnte, z. B. ein überfüllter Raum oder nicht erfüllte Erwartungen.

Eine sichere Umgebung schaffen :

Einrichtung: Organisieren Sie den Raum so, dass ein leichter Ausstieg möglich ist.

Notfallprotokolle: Über ein Warnsystem verfügen, um Kollegen und die Sicherheit schnell über eine potenziell gefährliche Situation zu informieren.

Deeskalationstechniken :

Nichtkonfrontativer Ansatz: Nehmen Sie eine offene Körperhaltung ein, vermeiden Sie direkten Augenkontakt und verwenden Sie einen niedrigen, ruhigen Tonfall.

Empathie: Versuchen Sie, den Standpunkt des Patienten zu verstehen und Empathie für seine Gefühle zu zeigen.

Distanz und Barrieren aufrechterhalten :

Persönlicher Bereich: Halten Sie einen Sicherheitsabstand zu dem unruhigen Patienten ein.

Hindernisse: Verwenden Sie Elemente wie einen Schreibtisch oder einen Tisch als Barriere zwischen Ihnen und dem Patienten, wenn es nötig ist.

- Physische Intervention :
  - **Schulung:** Krankenpfleger sollten in Techniken der unschädlichen körperlichen Intervention geschult werden, um einen aggressiven Patienten als letztes Mittel einzudämmen.
  - **Die Bedeutung von Teamarbeit:** Arbeiten Sie in Abstimmung mit anderen Mitarbeitern, um eine sichere Intervention zu gewährleisten.
- Medizinische Unterstützung :
  - **Psychiatrische Beratung:** In einigen Fällen kann eine psychiatrische Beurteilung erforderlich sein.
  - **Medikation:** Die Verabreichung von sedierenden Medikamenten kann in Absprache mit einem Arzt in Betracht gezogen werden.
- Nach einem Unfall :
  - **Nachbesprechung:** Es ist entscheidend, den Vorfall mit dem Team zu besprechen, um mögliche Verbesserungen zu ermitteln.
  - **Psychologische Unterstützung:** Nach einem traumatischen Ereignis kann es sein, dass der Krankenpfleger reden muss und Unterstützung braucht.
- Weiterbildung :
  - **Workshops und Simulationen :** Nehmen Sie an regelmäßigen Schulungen teil, um über bewährte Praktiken im Umgang mit Gewalt auf dem Laufenden zu bleiben.
- Prävention :
  - **Engagement der Patienten : Wenn Sie** von Anfang an eine vertrauensvolle Beziehung zu den Patienten aufbauen, kann dies dazu beitragen, Eskalationen zu verhindern.
  - **Krankenhausrichtlinien: Stellen Sie** sicher, dass die Richtlinien des Krankenhauses klar sind, kommuniziert und umgesetzt werden.

Der Schlüssel zum effektiven Umgang mit Gewalt und Aggression liegt in der Vorbereitung, der Schulung und dem patientenzentrierten Ansatz. Wenn der Krankenpfleger die Bedürfnisse und Sorgen des Patienten versteht und mit den richtigen Werkzeugen ausgestattet ist, kann er erfolgreich durch diese schwierigen Situationen navigieren und gleichzeitig die Sicherheit und das Wohlergehen aller Beteiligten gewährleisten.

Kapitel 16.
DIE BEDEUTUNG DER DOKUMENTATION

Grundlegende Prinzipien der Dokumentation in der Akutmedizin

In der Akutmedizin, wo es auf Sekunden ankommen kann und sich Situationen schnell ändern, ist eine genaue und rechtzeitige Dokumentation von entscheidender Bedeutung. Eine vollständige Dokumentation sorgt nicht nur für eine effektive Kommunikation zwischen den Mitgliedern des Behandlungsteams, sondern spielt auch eine entscheidende Rolle für die Kontinuität der Versorgung, die rechtliche Verantwortung, die Rechnungsstellung sowie für die Forschung und Qualitätsverbesserung.

- Genauigkeit und Präzision :
    - **Spezifische Details:** Bestimmte Informationen festhalten, z. B. die Dosierung von Medikamenten, Reaktionen von Patienten oder Einzelheiten eines Verfahrens.
    - **Vermeiden Sie Allgemeinplätze:** Statt "Dem Patienten geht es gut" sollten Sie sich für "Der Patient ist stabil mit Vitalzeichen innerhalb der Norm" entscheiden.
- Aktuelles :
    - **Echtzeit-Dokumentation:** Dokumentieren Sie, wenn möglich, während oder unmittelbar nach einem Ereignis oder einer Intervention.
    - **Zeitstempel:** Stellen Sie sicher, dass jeder Eintrag eindeutig mit einem Datum und einem Zeitstempel versehen ist.

Kohärenz :

Standardisierte   T e r m i n o l o g i e:
Verwenden Sie akzeptierte medizinische Begriffe und vermeiden Sie nicht standardisierte Abkürzungen.

Konstantes Format : Halten Sie sich bei der Formatierung und Strukturierung an die etablierten Standards Ihrer Schule.

Vollständigkeit :

Vollständige Tabelle: Die Dokumentation sollte ein ganzheitliches Bild des Patienten widerspiegeln, einschließlich Anamnese, Bewertungen, Interventionen und Plänen.

Vermeidung von Lücken: Wenn etwas nicht dokumentiert ist, wird oft davon ausgegangen, dass es nicht passiert ist.

Objektivität :

Seien Sie neutral: Halten Sie die Fakten so fest, wie sie sich darstellen, ohne eine persönliche Meinung oder Interpretation hinzuzufügen.

Direkte Zitate : Wenn der Patient oder ein Familienmitglied eine bedeutsame Aussage macht, dokumentieren Sie diese in Anführungszeichen.

Datenschutz :

Schützen Sie die Informationen: Stellen Sie sicher, dass alle dokumentierten Informationen sicher sind und nur denjenigen zugänglich gemacht werden, die das Recht haben, sie zu sehen.

Halten Sie sich an Gesetze und Vorschriften: Halten Sie sich an alle Datenschutzgesetze, wie z. B. GDPR in Europa oder HIPAA in den USA.

Revisionen und Korrekturen :

Nie löschen: Wenn eine Korrektur erforderlich ist, befolgen Sie die entsprechenden Verfahren, in der Regel indem Sie eine einfache Linie durch den Fehler ziehen und die Korrektur hinzufügen.

Unterschreiben Sie jeden Eintrag: Achten Sie darauf, dass jeder Eintrag, jede Korrektur oder Ergänzung mit Ihren Initialen oder Ihrer Unterschrift versehen ist.

Kommunikation :

Erleichtern Sie die Pflegeübergabe: Ihre Dokumentation sollte es jedem Gesundheitsfachmann ermöglichen, den Zustand des Patienten und die erhaltene Pflege schnell zu verstehen.

Beziehen Sie sich auf andere Notizen : Wenn ein anderes Fachgebiet (z. B. Kardiologie) konsultiert wurde, erwähnen Sie dies und beziehen Sie sich auf deren Notizen, um einen Überblick zu erhalten.

Verwenden Sie die Technologie :

Elektronische Patientenakten: Lernen Sie, die EMR-Systeme Ihrer Einrichtung zu nutzen und zu beherrschen, um eine effektive und schnelle Dokumentation zu ermöglichen.

Weiterbildung: Die Technologie und die Dokumentationsverfahren entwickeln sich weiter. Achten Sie darauf, dass Sie sich über bewährte Verfahren auf dem Laufenden halten.

Die Dokumentation in der Akutmedizin ist zwar anspruchsvoll, aber ein Eckpfeiler der Gesundheitsversorgung. Sie stellt sicher, dass jeder Patient eine qualitativ hochwertige Versorgung erhält, die auf den aktuellsten und umfassendsten verfügbaren Informationen beruht.

Elektronische Akten und Technologien

An der Schwelle zur digitalen Revolution hat die medizinische Welt eine drastische Metamorphose durchlaufen und sich von einem papierbasierten System in eine Umgebung verwandelt, die weitgehend von elektronischen Technologien dominiert wird. Dieser Übergang war zwar manchmal kompliziert, hat aber die Qualität der medizinischen Versorgung, die Patientensicherheit und die Zusammenarbeit zwischen den Angehörigen der Gesundheitsberufe erheblich verbessert. In diesem Zusammenhang spielen elektronische Patientenakten (EPA) und andere verwandte Technologien eine vorherrschende Rolle, insbesondere in der Akutmedizin, wo Zeit oft ein kritischer Faktor ist.

- Elektronische Patientenakten (Electronic Medical Records, EMR) :
  - **Vorteile:** Sie gewährleisten einen schnellen Zugriff auf umfassende Patienteninformationen, fördern die Kontinuität der Pflege und verringern medizinische Fehler.
  - **Integration:** Das EMR kann mit anderen Krankenhaussystemen wie Apotheken, Laboren oder Radiologien vernetzt werden, wodurch ein kontinuierlicher Informationsfluss ermöglicht wird.
  - **Sicherheit und Datenschutz:** Moderne Systeme sind mit robusten Sicherheitsmaßnahmen ausgestattet, um die Patientendaten zu schützen.
- Telemedizin :
  - **Fernsprechstunde:** Sie ermöglicht die medizinische Versorgung über Videoplattformen, die für Patienten in abgelegenen Gebieten unerlässlich ist.

- **Fernüberwachung:** Patienten können mit Geräten fernüberwacht werden, die Daten in Echtzeit an das Gesundheitspersonal weiterleiten.

Überwachungs- und Warnsysteme :

- **Vitalmonitore:** Diese angeschlossenen Geräte können das Pflegepersonal bei Anomalien oder kritischen Veränderungen im Zustand des Patienten alarmieren.
- **Prädiktiver Algorithmus:** Einige ECDs verwenden Algorithmen, um potenzielle Risiken für den Patienten vorherzusagen, z. B. das Risiko einer Sepsis oder anderer Komplikationen.

Interoperabilität :

- **Verbesserte Zusammenarbeit:** EMRs können häufig über verschiedene Einrichtungen oder Fachrichtungen hinweg kommunizieren, was die Übertragung von Informationen und Verantwortlichkeiten erleichtert.
- **Zugang für den Patienten :** Patienten können oft auf ihre eigenen Akten zugreifen, was ihnen hilft, stärker in ihre Pflege eingebunden zu sein.

Tragbare Technologie :

- **Tragbare Geräte:** Viele Geräte wie Smartwatches oder Armbänder können nun verschiedene Gesundheitsparameter verfolgen und diese Informationen an Gesundheitsfachkräfte weiterleiten.
- **Mobile Apps:** Es gibt viele Apps, die entwickelt wurden, um bei der Bewältigung von Krankheiten, der Überwachung von Vitalzeichen oder sogar der Medikation zu helfen.

Ausbildung und Anpassung :

Kontinuierliche Weiterentwicklung: Da sich die Technologie schnell verändert, ist eine kontinuierliche Weiterbildung unerlässlich, um eine effektive und sichere Nutzung zu gewährleisten.

Ethische und regulatorische Herausforderungen: Die Geschwindigkeit der technologischen Innovation bedeutet, dass Regulierung und Ethik ständig angepasst werden müssen, um Patienten und ihre Daten zu schützen.

An der Schnittstelle zwischen Technologie und Medizin haben elektronische Akten und verwandte Technologien die Art und Weise, wie Pflege geleistet wird, revolutioniert, insbesondere in akuten Situationen. Die Einführung und Anpassung an diese Werkzeuge ist für jeden Angehörigen der Gesundheitsberufe, der danach strebt, in der modernen Welt die bestmögliche Pflege zu leisten, von entscheidender Bedeutung.

Rechtliche Aspekte und Auswirkungen der Dokumentation

Die medizinische Dokumentation ist mehr als nur eine Verwaltungsformalität: Sie verkörpert die Chronologie der geleisteten Pflege, garantiert die Qualität und Sicherheit der Patienten und hat einen unbestreitbaren rechtlichen Aspekt. In der Akutmedizin, wo Entscheidungen oft unter Zeitdruck getroffen werden, ist eine genaue und umfassende Dokumentation umso entscheidender. Auslassungen, Ungenauigkeiten oder Nachlässigkeiten bei der Dokumentation können für Angehörige der Gesundheitsberufe schwerwiegende rechtliche Folgen haben.

Rechtliche Bedeutung der Dokumentation :

Nachweis der geleisteten Pflege : Krankenakten dienen als objektiver Nachweis der geleisteten Pflege, der getroffenen Entscheidungen und der mit dem Patienten geteilten Informationen.

Berufliche Verantwortung: Unzureichende Dokumentation kann zu Vorwürfen der Fahrlässigkeit oder des Kunstfehlers führen.

Informierte Zustimmung :

Dokumentieren Sie den Prozess: Es ist entscheidend, zu dokumentieren, dass der Patient ordnungsgemäß über die Risiken, Vorteile und Alternativen einer Behandlung oder eines Verfahrens aufgeklärt wurde und dass er in Kenntnis der Sachlage seine Zustimmung gegeben hat.

Schutz vor Rechtsstreitigkeiten: Eine angemessene Dokumentation der Einwilligung kann den Angehörigen der Gesundheitsberufe vor Vorwürfen schützen, eine Behandlung oder einen Eingriff ohne die Einwilligung des Patienten vorgenommen zu haben.

Vertraulichkeit und Datenschutz :

Vorschriften zur Vertraulichkeit: Angehörige der Gesundheitsberufe sind gesetzlich verpflichtet, die medizinischen Informationen der Patienten zu schützen. Verstöße gegen die Vertraulichkeit können straf- und zivilrechtliche Sanktionen nach sich ziehen.

Übertragung und Austausch von Informationen : Die Dokumentation muss auf sichere Weise geteilt werden, insbesondere bei der Kommunikation zwischen verschiedenen Einrichtungen oder Fachgebieten.

Zurückhalten und Vernichten von Akten :

Aufbewahrungsdauer: Lokale oder nationale Gesetze schreiben in der Regel eine Mindestdauer vor, für die medizinische Aufzeichnungen aufbewahrt werden müssen.

Sichere Vernichtung: Wenn Akten vernichtet werden, muss dies auf eine Weise geschehen, die die Vertraulichkeit und Privatsphäre der Patienten schützt.

Zugriff auf Akten durch Patienten :

Recht auf Einsichtnahme: In vielen Ländern haben Patienten das Recht, ihre Krankenakten einzusehen und Kopien davon anzufordern.

Berichtigungen und Änderungen : Patienten können häufig verlangen, dass Fehler oder Auslassungen in ihren Unterlagen korrigiert werden. Die Art und Weise, wie diese Korrekturen vorgenommen und dokumentiert werden, ist wichtig.

Ausbildung und Verantwortung :

Fortlaufende Bildung: Angehörige der Gesundheitsberufe müssen regelmäßig in den gesetzlichen Dokumentationsanforderungen geschult werden, um die Einhaltung der Vorschriften zu gewährleisten.

Audit und Review: Die Einrichtungen können regelmäßige Au **dits** der Dokumentation durchführen, um sicherzustellen, dass die Standards eingehalten werden, und um Bereiche für Verbesserungen zu ermitteln.

Die Dokumentation spiegelt die berufliche Integrität einer Pflegekraft wider. Sie ist gleichzeitig Garant für die Qualität der Pflege, Informationsquelle für den Patienten und Rechtsschutz für die Fachkraft. In der Akutmedizin, wo jede Entscheidung lebenswichtige Folgen haben kann, ist es zwingend erforderlich, jedes Detail zu erfassen, zu analysieren und zu respektieren.

Kapitel 17.
SPEZIFISCHE VERFAHREN
UND IHRE VERWALTUNG

Einführen von Sonden und Kathetern

Das Einführen von Sonden und Kathetern ist eine Schlüsselkompetenz für Krankenpfleger, die in der Akutmedizin tätig sind. Diese Geräte werden häufig verwendet, um Medikamente zu verabreichen, die Funktion von Organen zu überwachen oder Körperflüssigkeiten abzuleiten. Jeder Typ hat seinen eigenen Satz an Richtlinien, und ihre Verwendung erfordert technische Präzision und ständige Aufmerksamkeit für die Hygiene, um Komplikationen zu vermeiden.

Gängige Arten von Sonden und Kathetern :
- **Harnwegskatheter:** Werden zur Ableitung der Blase verwendet und können vorübergehend oder dauerhaft sein.
- **Zentraler Venenkatheter:** Wird in eine große Vene eingeführt, in der Regel am Hals, auf der Brust oder in der Leiste, um Medikamente zu verabreichen oder die Hämodynamik zu überwachen.
- **Periphere Venenkatheter:** Werden verwendet, um Flüssigkeiten und Medikamente über die Armvenen zu verabreichen.
- **Magensonden:** Zur Verabreichung von Nahrung und Medikamenten oder zur Ableitung des Mageninhalts.
- **Intubationskatheter:** Werden in Reanimationssituationen in die Luftröhre

eingeführt, um einen Atemweg zu sichern oder Sauerstoff zu verabreichen.

Einfügungstechniken :

Vorbereitung des Patienten: Der Patient muss beruhigt werden, das Verfahren erklärt und seine Zustimmung eingeholt werden.

Asepsis: Sterilität ist entscheidend, um Infektionen zu vermeiden. Verwenden Sie sterile Handschuhe, sterile Abdecktücher und Antiseptika.

Einführen selbst: Unterscheidet sich je nach Art der Sonde oder des Katheters. Eine genaue Technik ist erforderlich, um die Sicherheit zu gewährleisten.

Wartung und Überwachung :

Regelmäßige Überprüfung: Es muss sichergestellt werden, dass der Katheter oder die Sonde immer richtig sitzt und dass es keine Anzeichen für eine Infektion gibt.

Reinigung: Die Hygiene rund um die Einfügungsstelle muss aufrechterhalten werden.

Überprüfung der Funktionstüchtigkeit : Für eine gute Zirkulation oder Drainage sorgen, Verstopfungen vermeiden.

Mögliche Komplikationen :

Infektionen: Eine Infektion kann sich um die Einstichstelle herum entwickeln oder sich im ganzen Körper ausbreiten.

Verstopfung: Ein Katheter oder eine Sonde kann verstopfen.

Traumata: Ein falsches Einsetzen kann ein Organ oder ein Blutgefäß beschädigen.

Entfernen von Geräten :

Verfahren: Die Entfernung muss sorgfältig durchgeführt werden, um Traumata zu vermeiden.

Überwachung nach der Entfernung :
Überwachen Sie den Patienten nach der
Entfernung auf Anzeichen von Komplikationen.
Ausbildung und Kompetenz :
Lernen: Krankenpfleger müssen für das
Einsetzen dieser Geräte geschult und
zertifiziert werden.
Aktualisierungen: Da sich die Techniken und
die Ausrüstung weiterentwickeln, ist eine
regelmäßige Aktualisierung der Fähigkeiten
erforderlich.

Das Einführen von Sonden und Kathetern ist ein häufiger,
aber heikler Eingriff in der Akutmedizin. Die Einhaltung von
Protokollen, eine einwandfreie Technik und eine sorgfältige
Überwachung sind für die Sicherheit des Patienten von
entscheidender Bedeutung.

Abzüge und Notfall-Labortests

Die Entnahme von Proben und die Auswertung von
Labortests stehen im Mittelpunkt der Behandlung von
Patienten in medizinischen Notfallsituationen. Diese
Analysen bieten dem Gesundheitspersonal ein wertvolles
Fenster zum physiologischen Zustand des Patienten und
dienen als Leitfaden für Diagnose, Behandlung und
Nachsorge. Für Krankenpfleger in der Akutmedizin ist die
Beherrschung dieser Dimension von entscheidender
Bedeutung.

Bedeutung der Probenentnahme in der
Akutmedizin :
Schnelldiagnose: Ermöglicht die
Identifizierung der zugrunde liegenden Ursache
eines medizinischen Problems.

- **Verlaufskontrolle: Das Fortschreiten** einer Krankheit oder die Wirksamkeit einer Behandlung beurteilen.
- **Therapieentscheidungen:** Passen Sie die Behandlung entsprechend den Ergebnissen an.

Häufige Arten von Proben :

- **Blut:** Blutbild, Biochemie, Blutgase, Herzmarker usw.
- **Urin:** Standardurinanalyse, Toxikologietest.
- **Zerebrospinalflüssigkeit:** Bei Verdacht auf Meningitis oder andere neurologische Erkrankungen.
- **Kulturen:** Zum Nachweis von bakteriellen, viralen oder Pilzinfektionen.

Entnahmetechniken :

- **Auswahl der Stelle:** Auswahl der geeigneten Vene oder Körperregion.
- **Vorbereitung des Patienten:** Beruhigen Sie den Patienten und holen Sie seine Zustimmung ein.
- **Aseptische Technik:** Um eine Kontamination oder Infektion zu verhindern.

Notfall-Labortests :

- **Biochemie:** Nieren- und Leberfunktion, Elektrolyte, Glukose etc.
- **Hämatologie:** Blutbild, Gerinnungszeit.
- **Mikrobiologie:** Kulturen, Antibiogramm.
- **Toxikologie:** Nachweis von Drogen oder Toxinen in Blut oder Urin.
- **Immunologie:** Antikörpertests, Entzündungsmarker.

Interpretation der Ergebnisse :

- **Normale versus pathologische Werte:** Kenntnis der Normalbereiche und ihrer klinischen Implikationen.

Klinische Korrelation: Die Ergebnisse mit dem klinischen Zustand des Patienten in Beziehung setzen.

Verwaltung von Anomalien: Ermittlung von Ergebnissen, die sofortiges Handeln erfordern.

Kommunikation mit dem Labor :

Probenübertragung: Stellen Sie sicher, dass die Proben richtig beschriftet sind und schnell versendet werden.

Informationsaustausch: Bei abnormalen oder unerwarteten Ergebnissen sollten Sie mit den Technikern oder Biologen sprechen, um die Ergebnisse zu klären.

Rolle des Krankenpflegers :

Genaue Probenentnahme: Achten Sie auf die Qualität der Probenentnahme, um falsch negative oder falsch positive Ergebnisse zu vermeiden.

Sicherheitsbewusstsein: Gehen Sie mit den Proben sorgfältig um, um eine Kontamination **zu** vermeiden.

Patientenaufklärung: Erklären Sie dem Patienten und seiner Familie die Tests und ihre Auswirkungen.

Laborproben und -tests sind wesentliche Hilfsmittel bei der Behandlung von medizinischen Notfällen. Für Krankenpfleger bedeutet eine gute Beherrschung dieser Dimension eine bessere Pflegequalität, eine schnelle Erkennung von Problemen und eine wirksamere Intervention.

Nahttechniken und Wundversorgung

Die Fähigkeit, Wunden richtig zu nähen und zu versorgen, ist eine unschätzbare Fähigkeit für jeden Krankenpfleger, der in der Akutmedizin tätig ist. Ob es sich um eine durch einen Unfall verursachte Platzwunde oder einen chirurgischen Einschnitt handelt, eine effektive Wundversorgung ist entscheidend, um Infektionen zu verhindern, eine optimale Heilung zu gewährleisten und die Narbenbildung zu minimieren.

Einführung in Wunden :
- **Wundarten:** Schnittwunden, Kratzer, Abschürfungen, Bisswunden, Verbrennungen.
- **Ersteinschätzung:** Tiefe, Länge, Kontamination, Vorhandensein von Fremdkörpern.

Vorbereitung der Wunde :
- **Reinigung:** Verwendung von antiseptischen Lösungen zur Entfernung von Verunreinigungen.
- **Lokalanästhesie:** Lidocain oder andere Mittel zur Betäubung des Bereichs.
- **Entfernen von Fremdkörpern:** Vorsichtig, um eine Verschlimmerung der Wunde zu vermeiden.

Nahttechniken :
- **Einfache Nähte: Die** häufigste Technik, um die Ränder einer Wunde zusammenzuführen.
- **Matratzennähte:** Werden bei tiefen Wunden oder zur Spannungsreduktion verwendet.
- **Overlock-Nähte:** Für lange lineare Wunden.
- **Intradermale Nähte:** Wenn die sichtbare Narbe minimiert werden soll.
- **Klammern:** Für schnelle Verschlüsse, meist auf der Kopfhaut oder dem Rumpf.
- **Hautkleber:** Für kleine, oberflächliche Wunden.

- Wahl des Nähfadens :
  - **Resorbierbarer vs. nicht resorbierbarer Faden:** Abhängig von der Stelle und der Art der Wunde.
  - **Fadenstärke:** Je nach Feinheit und Spannung der Wunde.
- Pflege nach dem Nähen :
  - **Wundschutz:** Verwendung steriler Verbände, um eine Kontamination zu vermeiden.
  - Achten Sie auf Anzeichen einer Infektion: Rötung, Hitze, Schmerzen, Nässen.
  - **Ratschläge für den Patienten:** Die Wunde sauber halten, übermäßige Bewegungen vermeiden, auf Komplikationen achten.
- Entfernen der Nähte :
  - **Timing:** Abhängig von der Art der Naht und der Lokalisation der Wunde.
  - **Technik:** Sanftes Entfernen, um Verletzungen der geheilten Haut zu vermeiden.
- Komplikationen und ihr Umgang :
  - **Infektionen:** Vorbeugung durch angemessene Reinigung und Behandlung mit Antibiotika.
  - **Hypertrophe oder keloide Narbenbildung:** Steroidinjektionen, Operation oder Lasertherapie.
  - **Uneinigkeit:** Nachnähen oder andere Eingriffe zur Förderung der Wundheilung.
- Rolle des Krankenpflegers :
  - **Patientenaufklärung:** Erklärung der Wundpflege, Anzeichen einer Infektion, wann und wie Sie zum Entfernen des Nahtmaterials zurückkehren sollten.
  - **Fachkompetenz:** Beherrscht die Nahttechniken für eine optimale Versorgung.

Kommunikation: Sicherstellen, dass sich der Patient bei jedem Schritt wohl und informiert fühlt.

Die Fähigkeit, Wunden zu nähen und zu versorgen, ist ein wesentlicher Bestandteil der Akutmedizin. Neben der Gewährleistung einer optimalen Heilung kann ein effektives Wundmanagement den Patientenkomfort und die allgemeine Zufriedenheit erheblich steigern. Für den Krankenpfleger bedeutet dies, seine Fähigkeiten ständig zu aktualisieren und auf dem neuesten Stand der bewährten Verfahren zu bleiben.

Kapitel 18.
UMGANG MIT SCHMERZEN

Bewertung von Schmerzen

Der Schmerz, der oft als "fünfte Lebenskonstante" bezeichnet wird, ist ein komplexer und multifaktorieller Bestandteil der menschlichen Erfahrung. In der Akutmedizin ist eine schnelle und genaue Schmerzbewertung nicht nur für das Wohlbefinden des Patienten, sondern auch für die Diagnose, Behandlung und Überwachung des Verlaufs vieler Erkrankungen von entscheidender Bedeutung. Der ganzheitliche Ansatz zur Schmerzbehandlung berücksichtigt physiologische, emotionale und kontextuelle Dimensionen und ermöglicht so eine umfassendere und individuellere Behandlung.

Einführung in den Schmerz :
- **Definition:** Unangenehme Empfindung, die mit einer tatsächlichen oder potenziellen Gewebeschädigung verbunden ist.
- **Arten :** Akut vs. chronisch, nozizeptiv vs. neuropathisch.
- **Mechanismen:** Transduktion, Übertragung, Modulation und Wahrnehmung.

Bewertungsskalen :
- **Visuell-analog (VAS):** Der Patient ordnet seinen Schmerz auf einer graduierten Linie ein.
- **Numerisch:** Von 0 (kein Schmerz) bis 10 (stärkster vorstellbarer Schmerz).
- **Skalen für spezielle Bevölkerungsgruppen:** Kinder, ältere Menschen, nicht-kommunikative Patienten.

Gesamtbewertung :

- **Lokalisierung:** Wo ist der Schmerz?
- **Intensität:** Wie intensiv ist sie?
- **Qualität:** Ist sie stechend, brennend, pulsierend?
- **Dauer und Verlauf:** Wie lange schon? Ist sie konstant oder intermittierend?
- **Auslösende und abschwächende Faktoren :** Was verschlimmert oder lindert den Schmerz?
- **Begleitsymptome:** Übelkeit, Kurzatmigkeit, Schweißausbrüche.

Schmerz und Emotionen :

- **Psychologische Auswirkungen:** Schmerzen können durch Stress, Angst und Depressionen verschlimmert werden.
- **Beurteilung der Stimmung:** Wie fühlt sich der Patient? Wirken sich die Schmerzen auf seine Stimmung aus?

Bedeutung der regelmäßigen Bewertung :

- **Überwachung:** Sicherstellen, dass die Interventionen wirksam sind.
- **Vorbeugung:** Vorausschauend handeln und behandeln, bevor der Schmerz unerträglich wird.

Spezifische Herausforderungen :

- **Nicht kommunizierende Patienten :** Verwendung von Verhaltensskalen.
- **Kulturelle Überzeugungen:** Respektieren und verstehen Sie die Perspektive des Patienten auf den Schmerz.

Rolle des Krankenpflegers :

- **Erste Linie:** Häufig ist es der Krankenpfleger, der die Schmerzen des Patienten zuerst beurteilt.

Patientenaufklärung : Dem Patienten helfen, seine Schmerzen und die vorgeschlagenen Behandlungen zu verstehen.

Zusammenarbeit: Arbeiten Sie mit dem Pflegeteam zusammen, um eine optimale Betreuung zu gewährleisten.

Die Beurteilung von Schmerzen ist eine Kernkompetenz aller Angehörigen der Gesundheitsberufe, insbesondere der Krankenpfleger in der Akutmedizin. Er ist oft das wichtigste und besorgniserregendste Symptom des Patienten. Eine umfassende, regelmäßige und individualisierte Bewertung ermöglicht eine wirksamere und humanere Behandlung, wodurch das Leiden des Patienten verringert und seine Genesung beschleunigt wird.

Medikamente und Techniken nicht-pharmakologische

Die Behandlung von Schmerzen und anderen Symptomen in der Akutmedizin ist nicht auf die Verabreichung von Medikamenten beschränkt. Eine ganzheitliche Behandlung umfasst nicht-pharmakologische Interventionen, die in Kombination mit einer angemessenen medikamentösen Therapie dem Patienten eine deutliche Verbesserung des Komforts und des Wohlbefindens bieten können.

Medikamente in der Akutmedizin :

Analgetika: Von Acetaminophen bis zu Opioiden zielen diese Medikamente auf verschiedene Schmerzwege ab.

Entzündungshemmer: Werden häufig zur Behandlung von Schmerzen im Zusammenhang mit Entzündungen eingesetzt.

- **Sedativa und Anxiolytika:** Nützlich bei der Bewältigung von Unruhe, Angstzuständen oder Schlafstörungen.
- **Antispasmodika:** Bei Muskelschmerzen oder Krämpfen.
- **Topisch:** Cremes, Gels oder Pflaster, die direkt auf den schmerzenden Bereich aufgetragen werden.

Nicht-pharmakologische Techniken :

- **Wärmetherapie:** Die Anwendung von Wärme oder Kälte kann helfen, Schmerzen und Entzündungen zu lindern.
- **Transkutane elektrische Stimulation (TENS):** Verwendet kleine elektrische Impulse, um die Schmerzwahrnehmung zu reduzieren.
- **Massage:** Kann die Durchblutung verbessern, die Muskelspannung verringern und Entspannung herbeiführen.
- **Mobilisierung und Physiotherapie:** Hilft, die Muskeln zu stärken, die Mobilität zu verbessern und Schmerzen zu reduzieren.
- **Entspannungstherapien:** Tiefe Atemtechniken, Meditation oder Visualisierung.
- **Biofeedback:** Lernen, bestimmte Körperfunktionen zu kontrollieren, um bei der Bewältigung von Schmerzen zu helfen.
- **Ablenkung:** Verwendung von Musik, Lesen oder Spielen, um die Aufmerksamkeit von den Schmerzen abzulenken.

Ergänzende Ansätze :

- **Akupunktur:** Das Einstechen von dünnen Nadeln an bestimmten Stellen des Körpers kann helfen, Schmerzen zu lindern.
- **Aromatherapie:** Verwendung von ätherischen Ölen, um Entspannung und Wohlbefinden herbeizuführen.

Kognitive Verhaltenstherapien: Techniken, um negative Gedanken und Verhaltensweisen im Zusammenhang mit Schmerzen zu verändern.

Einbeziehung des Patienten :

Aufklärung: Dem Patienten seine Behandlungsmöglichkeiten und deren Wirksamkeit verständlich machen.

Selbstmanagement: Die Patienten sollen ermutigt werden, eine aktive Rolle bei der Bewältigung ihrer Schmerzen zu übernehmen.

Bewertung und Überwachung :

Laufende Bewertung: Sicherstellen, dass die Interventionen wirksam sind, und den Behandlungsplan entsprechend anpassen.

Feedback des Patienten : Das Empfinden des Patienten ist entscheidend für die Beurteilung der Wirksamkeit von Interventionen.

Die Kombination von Medikamenten und nicht-pharmakologischen Techniken ermöglicht eine umfassendere und individuellere Behandlung von Schmerzen und anderen Symptomen in der Akutmedizin. Der multidimensionale Ansatz ist nicht nur effektiver, sondern respektiert auch den Wunsch vieler Patienten nach weniger invasiven und natürlichen Methoden als Ergänzung zur herkömmlichen medikamentösen Behandlung.

Umgang mit Schmerzen
bei spezifischen Bevölkerungsgruppen
(Kinder, ältere Menschen)

Die Schmerzbehandlung in der Akutmedizin ist eine Herausforderung, doch wenn es sich um spezielle Bevölkerungsgruppen wie Kinder und ältere Menschen handelt, wird diese Herausforderung noch verstärkt. Diese Gruppen haben einzigartige Bedürfnisse, Reaktionen und Anfälligkeiten und erfordern einen angepassten und sensiblen Ansatz.

1. Schmerzen bei Kindern :
a. Anerkennung und Bewertung :
  - Die Kommunikationsbarriere: Sehr junge Kinder können ihre Schmerzen nicht angemessen ausdrücken. Die Verwendung altersgerechter Schmerzskalen, wie die FLACC-Schmerzskala oder die Gesichterskala, kann helfen.
  - Beobachten Sie das Verhalten : Weinen, Unruhe oder Rückzug können Indikatoren für Schmerzen sein.
b. Pharmakologische Ansätze :
  - Dosierung an Gewicht und Alter angepasst.
  - Bevorzugt orale oder topische Formen, wenn möglich.
c. Nicht-pharmakologische Interventionen :
  - Ablenkungstechniken: Spielzeug, Geschichten, Musik
  - Spieltherapie, um Schmerzen zu verstehen und zu bewältigen.
  - Elterliche Unterstützung: Die Bequemlichkeit und Anwesenheit der Eltern kann Angst und Schmerzen verringern.

2. Schmerzen bei älteren Menschen :
a. Anerkennung und Bewertung :

Kommunikation: Kognitive Störungen können den Ausdruck von Schmerzen erschweren. Angepasste Bewertungsskalen, wie die Schmerzskala für nicht-kommunikative Demenzen, können hilfreich sein.

Polypathologie: Ältere Menschen können gleichzeitig an mehreren Krankheiten leiden, was die Beurteilung von Schmerzen erschwert.

b. Pharmakologische Ansätze :

Vorsicht bei Opioiden: Erhöhtes Risiko von Nebenwirkungen wie Sedierung oder Verstopfung.

Vermeiden Sie Medikamente mit einem anticholinergen Potenzial.

Achten Sie aufgrund der Mehrfacherkrankungen auf Wechselwirkungen mit anderen Medikamenten.

c. Nicht-pharmakologische Interventionen :

Physikalische Therapien: Krankengymnastik, sanfte Massagen.

Kognitive Therapien: zur Bewältigung von Stress und chronischen Schmerzen.

Umgebung: Ein bequemes Bett, gutes Licht und eine angenehme Temperatur können den Komfort erhöhen.

3. Bildung und Kommunikation :
Egal, ob es sich um Kinder oder ältere Menschen handelt, die Schulung der Angehörigen ist von entscheidender Bedeutung. Ihnen zu helfen, die Art des Schmerzes, die Behandlungsmöglichkeiten und die Unterstützung zu verstehen, kann die Qualität der Pflege erheblich verbessern.

Obwohl die Schmerzbehandlung bei allen Patienten ein grundlegender Bestandteil der Akutmedizin ist, muss bestimmten Bevölkerungsgruppen besondere Aufmerksamkeit gewidmet werden. Ein patientenzentrierter Ansatz, der sowohl pharmakologische als auch nicht-pharmakologische Interventionen integriert, ist für eine angemessene und wirksame Versorgung von entscheidender Bedeutung.

Kapitel 19.
DIE ROLLE DES KRANKENPFLEGERS IN DER PRÄVENTION
MEDIZINISCHE FEHLER

Häufige Fehler in der Akutmedizin

Die Akutmedizin mit ihrem schnellen Tempo und ihren Notfallsituationen ist zwangsläufig ein Nährboden für Fehler. Diese Fehler können aus verschiedenen Faktoren resultieren, u. a. aus Müdigkeit, Zeitdruck, fehlerhaften Systemen und unzureichender Kommunikation. Diese Fehler zu verstehen ist der erste Schritt, um sie zu verhindern.

1. Diagnosefehler :
In der Akutmedizin sind oft schnelle Entscheidungen auf der Grundlage begrenzter Informationen erforderlich. Dies kann dazu führen, dass :

- **Fehlinterpretation von Symptomen:** Einige Symptome können fälschlicherweise weniger schwerwiegenden Erkrankungen zugeordnet werden.
- **Ignorieren wichtiger Vorerkrankungen: Wenn** wichtige Vorerkrankungen des Patienten nicht berücksichtigt werden, kann dies die Diagnose verfälschen.
- **Übermäßige Abhängigkeit von diagnostischen Tests:** Tests sollten die klinische Beurteilung nicht ersetzen.

2. Medikationsfehler :
Medikationsfehler sind in der Akutmedizin aufgrund der Komplexität und Schnelligkeit der Behandlung häufig. Sie können Folgendes umfassen:

Falsche Dosierungen: Verabreichen Sie eine zu hohe oder zu niedrige Dosis.

Wechselwirkungen mit anderen **Medikamenten: Berücksichtigen Sie** keine anderen Medikamente, die der Patient bereits einnimmt.

Verabreichung an den falschen Patienten: Vor allem in stark besetzten Abteilungen.

3. Kommunikationsfehler :
Eine klare Kommunikation ist wichtig, wird aber in stressigen Umgebungen oft beeinträchtigt.

Pflegeübergänge: Fehler treten häufig auf, wenn Patienten von einer Abteilung in eine andere oder von einem Team in ein anderes verlegt werden.

Nicht-Dokumentation: Versäumnis, wichtige Informationen zu dokumentieren oder die Notizen des Patienten aufmerksam zu lesen.

4. Fehler im Zusammenhang mit Ausrüstung und Technologien :

Falsche Verwendung der Ausrüstung : Z. B. falscher Einsatz eines Defibrillators während einer Wiederbelebung.

Technologische Mängel: Wie ein Überwachungsmonitor, der nicht richtig funktioniert.

5. Fehler im Umgang mit Zeit und Prioritäten :
In einer Umgebung, in der alles dringend zu sein scheint, ist es leicht, :

Vernachlässigung instabiler Vitalzeichen: Zu starke Konzentration auf eine offensichtliche Verletzung oder Erkrankung auf Kosten eines zugrunde liegenden Problems.

Verzögerung der Behandlung von Patienten in kritischem Zustand: Wird manchmal durch überfüllte Notaufnahmen verursacht.

6. Ignorieren der Bedeutung des Wohlbefindens des Teams :

Müdigkeit, Stress und Burnout können zu Fehlern beitragen. Wird der psychischen und physischen Gesundheit des medizinischen Teams keine Bedeutung beigemessen, kann dies dramatische Folgen haben.

Das Erkennen häufiger Fehler in der Akutmedizin ist entscheidend, um sie zu verhindern. Fortlaufende Schulungen, die Anwendung standardisierter Protokolle, eine klare Kommunikation, der angemessene Einsatz von Technologie und die Unterstützung des medizinischen Teams sind Ansätze, die diese Fehler reduzieren und eine bestmögliche Patientenversorgung gewährleisten können.

Protokolle und Sicherheitschecklisten

Die Akutmedizin ist ein Bereich, in dem Entscheidungen oft schnell und unter Druck getroffen werden müssen. In diesem Umfeld spielen Sicherheitsprotokolle und Checklisten eine entscheidende Rolle, um sicherzustellen, dass jeder Patient eine sichere und wirksame Versorgung erhält. Diese Instrumente sollen Fehler minimieren, die Pflege standardisieren und eine solide Grundlage für die Entscheidungsfindung in Echtzeit bieten.

1. Die Bedeutung von Protokollen :
Protokolle bieten einen Rahmen für die Behandlung von Patienten in Notfallsituationen. Sie bieten klare, auf wissenschaftlichen Erkenntnissen basierende Schritt-für-Schritt-Anleitungen für die Behandlung verschiedener Beschwerden und Notfallsituationen.

2. Der Wert von Checklisten :
Im Gegensatz zu Protokollen, die ausführlicher sein können, bieten Checklisten eine Reihe von Punkten, die

schnell überprüft werden können. Sie sind besonders nützlich, um sicherzustellen, dass bei bestimmten Verfahren kein Schritt vergessen wird.

3. Gängige Beispiele für Protokolle und Checklisten :
   - **Herz-Lungen-Wiederbelebung (HLW):** Ein standardisiertes Protokoll für die Behandlung eines Herzstillstands.
   - **Schlaganfallmanagement:** Ein Protokoll für die schnelle Verabreichung von thrombolytischen Behandlungen.
   - **Intubations-Checkliste:** Eine Checkliste mit den Schritten und Materialien, die für die sichere Intubation eines Patienten erforderlich sind.
   - **Transfusions-Checkliste:** Zur Gewährleistung der Sicherheit bei der Transfusion von Blut oder Blutprodukten.

4. Die Einführung und Ausbildung :
Damit diese Instrumente wirksam sind, müssen sie gut gestaltet, weithin zugänglich und regelmäßig aktualisiert werden. Außerdem muss das Personal in ihrer Verwendung geschult werden und ihre Bedeutung verstehen.

5. Überprüfung und kontinuierliche Verbesserung :
Die Wirksamkeit von Protokollen und Checklisten muss regelmäßig überprüft werden. Das Feedback von Mitarbeitern, Zwischenfälle und neue medizinische Erkenntnisse können alle zu Überarbeitungen führen.

6. Integration mit der Technologie :
Mit dem Aufkommen der Technologie in der Medizin sind viele Protokolle und Checklisten mittlerweile in elektronische Systeme integriert. Dies kann der Geschwindigkeit und Genauigkeit zuträglich sein, aber es ist immer noch entscheidend, dass das Personal die Grundlage jedes Schrittes versteht.

In der Akutmedizin, wo jede Sekunde zählt, sind Sicherheitsprotokolle und -checklisten von unschätzbarem Wert. Sie stellen sicher, dass die geleistete Pflege einheitlich ist, auf den besten verfügbaren Nachweisen beruht und auf die Sicherheit des Patienten ausgerichtet ist. Ihre erfolgreiche Integration erfordert Schulung, Engagement und den Willen, sich stets an die höchsten Standards der medizinischen Versorgung zu halten.

Kommunikation und Feedback innerhalb des Teams

Die schnelle und unvorhersehbare Dynamik der Akutmedizin erfordert eine klare, prägnante und effektive Kommunikation zwischen den Mitgliedern des medizinischen Teams. Darüber hinaus ist konstruktives und zeitnahes Feedback für die kontinuierliche Verbesserung von Fähigkeiten und Prozessen von entscheidender Bedeutung. Die Synergie zwischen guter Kommunikation und effektivem Feedback kann in vielen Situationen den Unterschied zwischen Leben und Tod ausmachen.

1. Die Bedeutung klarer Kommunikation :
In der Akutmedizin müssen Informationen schnell und unmissverständlich weitergegeben werden. Egal, ob es sich um eine Reanimation, eine Notoperation oder ein komplexes medizinisches Management handelt, jedes Teammitglied muss seine Aufgabe, die Erwartungen und die Ziele des Patienten verstehen.

2. Kommunikationswerkzeuge und -techniken :
SBAR (Situation, Background, Assessment, Recommendation) : Eine strukturierte Methode, um kritische Informationen zu kommunizieren.
Briefings und Nachbesprechungen: Kurze, aber wichtige Treffen vor und nach Verfahren oder

Notsituationen, um sicherzustellen, dass alle auf der gleichen Wellenlänge sind.

- **Verbale und nonverbale Signale:** Es ist von entscheidender Bedeutung, sich seiner eigenen nonverbalen Kommunikation und der anderer bewusst zu sein.

3. Feedback: Ein Werkzeug für Wachstum :
Feedback sollte nicht als Kritik, sondern als Gelegenheit zum Lernen und Verbessern verstanden werden. Es sollte :

- **Opportunistisch: Wird so** bald wie möglich nach der Beobachtung gegeben.
- **Spezifisch:** Sich auf bestimmte Handlungen oder Verhaltensweisen konzentrieren.
- **Konstruktiv:** Lösungen oder Alternativen vorschlagen.
- **Wohlwollend :** Von einem Ort kommen, der Unterstützung und Ermutigung bietet.

4. Überwindung von Kommunikationshindernissen :

- **Hierarchie:** Eine Kultur fördern, in der sich jeder, unabhängig von seiner Ebene oder Rolle, frei fühlt, zu sprechen und seine Anliegen zu äußern.
- **Kulturelle und sprachliche Unterschiede:** Stellen Sie Schulungen und Ressourcen zur Verfügung, die den Mitarbeitern helfen, trotz sprachlicher oder kultureller Barrieren effektiv zu kommunizieren.

5. Der Wert der Simulation :
Mithilfe von Simulationstraining können Teams üben, in stressigen Situationen effektiv und ohne Gefahr für die Patienten zu kommunizieren. Sie kann auch dabei helfen, Verbesserungsbereiche in der Kommunikation des Teams zu identifizieren.

Kommunikation und Feedback sind für die Patientensicherheit und die Effektivität des Teams in der Akutmedizin von entscheidender Bedeutung. Die

Schaffung einer Kultur, in der Kommunikation wertgeschätzt wird, in der Feedback in einem Geist des Wachstums gegeben und empfangen wird und in der Barrieren für eine effektive Kommunikation aktiv identifiziert und überwunden werden, kann die Ergebnisse für die Patienten verbessern und den Zusammenhalt und die Zufriedenheit des Teams stärken.

Kapitel 20.
PALLIATIVER ANSATZ
IN DER AKUTMEDIZIN

Palliativmedizin verstehen

Die Palliativmedizin ist ein medizinisches Fachgebiet, das sich auf die Prävention und Linderung von Leiden sowie die Verbesserung der Lebensqualität von Patienten konzentriert, die mit schweren und lebensbedrohlichen Krankheiten konfrontiert sind. Sie befasst sich mit der gesamten Person und bezieht die körperlichen, emotionalen, sozialen und spirituellen Dimensionen der Pflege mit ein.

1. Was ist Palliativmedizin?
Palliativmedizin ist ein Ansatz, der die Lebensqualität von Patienten (und ihren Familien), die mit Problemen im Zusammenhang mit lebensbedrohlichen Krankheiten konfrontiert sind, durch die Vermeidung und Linderung von Leiden sowie durch eine umfassende und sorgfältige Beurteilung von Schmerzen und anderen Symptomen körperlicher, psychologischer und spiritueller Art verbessert.

2. Grundlegende Prinzipien :
- **Ganzheitlicher Ansatz:** Die Behandlung geht über die Behandlung von körperlichen Schmerzen hinaus und umfasst auch emotionale, psychologische und spirituelle Bedürfnisse.
- **Interdisziplinarität:** Das Palliativteam besteht in der Regel aus Ärzten, Krankenpflegern, Sozialarbeitern, Therapeuten und Seelsorgern, die zusammenarbeiten.

Respektierung des Patientenwillens : Der Patient und seine Familie stehen im Mittelpunkt der Entscheidungen über die Pflege.

3. Palliativmedizin ist nicht gleichbedeutend mit dem Ende des Lebens :
Die Palliativmedizin kann zwar mit der Versorgung am Lebensende in Verbindung gebracht werden, sie kann jedoch in jedem Stadium einer schweren Krankheit neben anderen kurativen Behandlungen eingeführt werden.

4. Umgang mit Schmerzen und anderen Symptomen :
Die Palliativmedizin bemüht sich um eine wirksame Behandlung von Schmerzen und anderen störenden Symptomen, seien sie körperlicher (Übelkeit, Kurzatmigkeit), emotionaler (Angst, Depression) oder spiritueller Natur.

5. Emotionale und spirituelle Unterstützung :
In der Erkenntnis, dass schwere Krankheit und Sterblichkeit zu existenziellen Krisen führen können, versucht die Palliativmedizin, angemessene emotionale und spirituelle Unterstützung zu bieten.

6. Diskussion über das Lebensende :
Fachkräfte in der Palliativmedizin helfen Patienten und ihren Familien, die Krankheit zu verstehen, Versorgungsziele festzulegen und fundierte Entscheidungen über die weitere Behandlung zu treffen.

7. Palliativversorgung zu Hause :
Das Ziel besteht häufig darin, dass der Patient zu Hause in seiner vertrauten Umgebung bleiben kann, während er die notwendige Pflege und Unterstützung erhält.

8. Unterschied zwischen Palliativpflege und Pflege am Lebensende :

Während die gesamte Versorgung am Lebensende ihrem Wesen nach palliativ ist, wird nicht jede palliative Versorgung am Lebensende geleistet.

Die Palliativmedizin bemüht sich, den Menschen in seiner Gesamtheit zu sehen, und erkennt an, dass sich Leiden auf vielfältige Weise äußern kann. Sie zielt darauf ab, ein qualitativ hochwertiges Leben zu gewährleisten, wie lang es auch sein mag, und stellt dabei den Patienten und seine Angehörigen in den Mittelpunkt.

Umgang mit Symptomen am Lebensende

Das Lebensende ist eine heikle Zeit, die oft von einer Vielzahl von Symptomen begleitet wird, die einer sorgfältigen Behandlung bedürfen. Diese Symptome können körperlicher, emotionaler, psychologischer oder spiritueller Natur sein. Der Umgang mit diesen Symptomen ist das Kernstück der Palliativmedizin, die darauf abzielt, das Wohlbefinden des Patienten zu gewährleisten und gleichzeitig seine Wünsche und Bedürfnisse zu respektieren.

1. Schmerzen :
   - **Beurteilung:** Der erste Schritt besteht darin, die Ursache, die Art, die Intensität und die Häufigkeit der Schmerzen zu verstehen.
   - **Behandlungen:** Sie können Schmerzmittel, Entzündungshemmer, Nervenblockaden und nicht-medikamentöse Therapien wie Massagetherapie oder Akupunktur umfassen.
2. Kurzatmigkeit :
   - **Häufige Ursachen :** Herzprobleme, Lungenentzündung, Pleura- oder Tumorerguss.

Behandlung: Sauerstoff, bronchienerweiternde Medikamente, Sitzen und Beatmungsgeräte können helfen.

3. Übelkeit und Erbrechen :

Ursachen: Medikamente, Verstopfung, Darmverschluss oder Hirnmetastasen.

Behandlungen: Antiemetische Medikamente, diätetische Anpassungen und ergänzende Therapien wie Ingwer oder Akupressur.

4. Unruhe und Delirium :

Identifikation der Ursachen: Medikamente, Infektionen, Elektrolytstörungen oder das Fortschreiten der Krankheit.

Betreuung: Neubewertung der Medikation, palliative Sedierung, ruhige Umgebung, Anwesenheit von Angehörigen

5. Schlaflosigkeit :

Ursachen: Schmerzen, Medikamente, Angstzustände oder Depressionen.

Behandlungen: Beruhigende Medikamente, Rituale beim Zubettgehen, Entspannungstherapien.

6. Verstopfung :

Ursachen: Immobilität, Medikamente wie Opioide, Dehydrierung.

Behandlung: Abführmittel, ballaststoffreiche Ernährung, Flüssigkeitszufuhr.

7. Psychologische und emotionale Symptome :

Erkennen: Gefühle von Traurigkeit, Angst, Wut, Furcht oder Isolation.

Interventionen: Beratung, Therapie, Selbsthilfegruppen, Medikamente, Entspannungstechniken.

8. Spirituelle Symptome :

Manifestationen: Fragen über den Sinn des Lebens, Versöhnung, Vergebung oder die Angst vor dem Tod.

Begleitung: Geistliche Gespräche, religiöse Riten, Meditation, Begleitung durch einen Seelsorger oder Geistlichen Berater.

Die Bewältigung von Symptomen am Lebensende erfordert einen multidimensionalen Ansatz, der die einzigartigen Bedürfnisse jedes Patienten respektiert. Während einige Symptome mit medizinischen Interventionen behandelt werden können, erfordern andere möglicherweise einen ganzheitlicheren Ansatz, der psychologische, emotionale und spirituelle Aspekte einbezieht. Der Schlüssel dazu ist die offene Kommunikation zwischen Patient, Familie und medizinischem Team, die eine individuelle Betreuung ermöglicht, die auf Komfort und Würde in dieser entscheidenden Lebensphase abzielt.

Kommunikation mit Patienten und Familien

Die Kommunikation steht im Mittelpunkt der medizinischen Praxis. Für Krankenpfleger in der Akutmedizin ist sie umso entscheidender, da sie häufig in Zeiten der Krise, der Unsicherheit und der Verletzlichkeit für Patienten und ihre Angehörigen stattfindet. Die Art und Weise, wie Informationen vermittelt werden, kann die Wahrnehmung der Pflege, die Patientenzufriedenheit und sogar die klinischen Ergebnisse stark beeinflussen.

1. Kontakt herstellen :
   Erster Eindruck: Ein Lächeln, Augenkontakt und ein Händedruck können Vertrauen schaffen.
   Sich vorstellen: Geben Sie Ihren Namen und Ihre Rolle an, um Ihre Position im Behandlungsteam zu verdeutlichen.

2. Aktiv zuhören :

- **Interesse zeigen: Schenken Sie** dem Patienten oder der Familie Ihre volle Aufmerksamkeit, ohne Unterbrechung.
- **Körpersprache:** Eine Positionierung mit dem Gesicht zum Patienten, Blickkontakt und ein Nicken zeigen, dass Sie beteiligt sind.

3. Offene Fragen stellen :

- Ermutigen Sie den Patienten, seine Sorgen und Symptome mitzuteilen, indem Sie Fragen wie "Erzählen Sie mir von Ihren Schmerzen" statt "Haben Sie Schmerzen?" stellen.

4. Gefühle validieren :

- Die Emotionen des Patienten oder der Familie zu erkennen, seien es Angst, Furcht oder Frustration, ist entscheidend für den Aufbau einer vertrauensvollen Beziehung.

5. Eine verständliche Sprache verwenden :

- Vermeiden Sie medizinischen Fachjargon. Passen Sie Ihre Sprache dem Verständnisniveau des Patienten an.

6. Informieren und erziehen :

- **Regelmäßige Aktualisierungen:** Halten Sie den Patienten und die Familie über Fortschritte, Untersuchungsergebnisse und Behandlungspläne auf dem Laufenden.
- **Bildungsmaterial:** Broschüren oder Videos können dabei helfen, komplexe Konzepte zu verdeutlichen.

7. Klären und wiederholen :

- Patienten, die unter Stress stehen, können Schwierigkeiten haben, Informationen zu behalten. Wiederholen Sie die wichtigsten Punkte und überprüfen Sie ihr Verständnis.

8. Familien einbeziehen :
   Angehörige können wertvolle Informationen liefern, den Patienten unterstützen und bei der Entscheidungsfindung helfen.
9. Umgang mit schlechten Nachrichten :
   Suchen Sie sich einen ruhigen Ort, setzen Sie sich hin, seien Sie empathisch und direkt. Gewähren Sie Zeit für Fragen und emotionale Reaktionen.
10. Das Gespräch abschließen :
   Fassen Sie die wichtigsten Punkte zusammen, bestätigen Sie den Aktionsplan und bedanken Sie sich bei dem Patienten oder der Familie für ihre Zeit.

Bei der Kommunikation geht es nicht nur um die Übermittlung von Informationen. Sie ist die Grundlage einer therapeutischen Beziehung und erleichtert das Verständnis, das Vertrauen und die Zusammenarbeit. Für den Krankenpfleger in der Akutmedizin ist das Beherrschen dieser Kunst wesentlich, um eine optimale Betreuung des Patienten zu gewährleisten und seine Angehörigen in oft schwierigen Momenten zu unterstützen.

Kapitel 21.
SPEZIALISIERTE KRANKENPFLEGER

Kardiologische Akutversorgung

Wenn es um akute Herz-Kreislauf-Erkrankungen geht, ist Zeit kostbar und jede Sekunde zählt. Krankenpfleger spielen eine entscheidende Rolle bei der Früherkennung, Erstversorgung und Nachsorge von Patienten mit Herzerkrankungen. Erfahren Sie, wie der Krankenpfleger in akuten Herzsituationen eingreift.

1. Erkennen von Notfällen :
Die Fähigkeit, die Anzeichen eines akuten kardialen Ereignisses frühzeitig zu erkennen, ist für die Einleitung einer angemessenen Behandlung von entscheidender Bedeutung.

    Klassische Herzsymptome: Schmerzen oder Unwohlsein in der Brust, Kurzatmigkeit, übermäßiges Schwitzen, Übelkeit oder Erbrechen.

    Weniger typische Anzeichen: Vor allem bei Frauen, Diabetikern und älteren Menschen können die Symptome unerklärliche Müdigkeit, Bauchschmerzen oder Schwindel umfassen.

2. Erstintervention :
Der Ansatz "B.A.S.E." (Bilan, Aspirin, Scope, Electrocardiogram) ist eine einfache und effektive Möglichkeit, sich die anfänglichen Schritte zu merken.

    Bilanz: Beurteilen Sie schnell den Zustand des Patienten.

    Aspirin: Verabreichen Sie Aspirin, um die Blutgerinnung zu verhindern, sofern keine Kontraindikation vorliegt.

- **Scope:** Den Patienten unter Herzüberwachung stellen.
- **Elektrokardiogramm (EKG):** Ein EKG sollte innerhalb der ersten 10 Minuten durchgeführt werden, um Herzanomalien zu erkennen.

3. Spezialisierte Pflege :
Je nachdem, welche Herzerkrankung diagnostiziert wurde, können verschiedene Eingriffe erforderlich sein:

- **Akutes Koronarsyndrom (ACS):** Umfasst den Myokardinfarkt (Herzinfarkt) und die instabile Angina pectoris. Die Behandlung zielt darauf ab, den Blutfluss im Herzen wiederherzustellen.
- **Akute Herzinsuffizienz:** Die Behandlung zielt darauf ab, die Herzfunktion zu verbessern und Symptome wie Kurzatmigkeit zu verringern.

4. Häufig verwendete Medikamente :
Die Arzneimitteltherapie ist bei der Behandlung von Herznotfällen von zentraler Bedeutung.

- **Thrombozytenaggregationshemmer:** Aspirin, Clopidogrel.
- **Antikoagulantien:** Heparin, Enoxaparin.
- **Beta-Blocker:** Metropolol, Atenolol.
- **Nitroglyzerin:** Zur Linderung von Brustschmerzen.

5. Patientenaufklärung :
Krankenpfleger spielen eine zentrale Rolle bei der Aufklärung der Patienten über die Veränderung von Risikofaktoren.

- **Raucherentwöhnung:** Unterstützung und Überweisung des Patienten an Programme zur Raucherentwöhnung.
- **Diät:** Fördern Sie eine ausgewogene Ernährung mit wenig Salz und gesättigten Fettsäuren.

Körperliche Aktivität: Besprechen Sie die schrittweise Wiederaufnahme der körperlichen Aktivität nach dem kardialen Ereignis.

6. Vorbereitung auf die Entlassung :
Die Pflegeorientierung endet nicht mit der Entlassung aus dem Krankenhaus. Der Krankenpfleger muss sicherstellen, dass der Patient :

    Versteht, wie wichtig die regelmäßige Einnahme von Medikamenten ist.

    Kennt die Warnzeichen für einen Rückfall oder eine Verschlimmerung.

    Hat Folgetermine mit seinem Kardiologen.

Die Behandlung von Herznotfällen erfordert eine schnelle, koordinierte und auf wissenschaftlichen Erkenntnissen basierende Reaktion. Krankenpfleger für Akutmedizin stehen bei dieser Reaktion an vorderster Front und bieten kritische Pflege, Aufklärung und Unterstützung an, um den Patienten zu helfen, sich in der komplexen Welt der Herzerkrankungen zurechtzufinden.

Neurologische Akutversorgung

Das Nervensystem, ein komplexes Netzwerk, das alle Aktivitäten des Körpers steuert und koordiniert, kann für zahlreiche Störungen anfällig sein. Angesichts einer akuten neurologischen Erkrankung ist schnelles und kompetentes Handeln von entscheidender Bedeutung. Krankenpfleger sind oft die ersten, die diese Patienten beurteilen, betreuen und überwachen und spielen damit eine lebenswichtige Rolle für deren Ausgang.

1. Erkennen von Symptomen :
Neurologische Erkrankungen können sich auf unterschiedliche Weise äußern. Sie erkennen zu können, ist von entscheidender Bedeutung.

- **Anzeichen eines Schlaganfalls:** Gesichtslähmung, Schwäche oder Taubheit auf einer Körperseite, Schwierigkeiten beim Sprechen oder Verstehen.
- **Symptome einer Meningitis-Blutung :** Plötzliche, starke Kopfschmerzen, Nackensteifigkeit, Lichtempfindlichkeit.

2. Ersteinschätzung :
Die erste Stunde nach einem neurologischen Ereignis wird oft als "goldene Stunde" bezeichnet, was die Dringlichkeit der Behandlung unterstreicht.

- **Neurologische Untersuchung:** Beurteilen Sie die Gehirnfunktionen, das Bewusstsein, die Motorik, die Sensibilität, die Reflexe und die Zeichen der Bindung.
- **Bildgebung des Gehirns:** Häufig wird ein CT oder MRT des Gehirns durchgeführt, um die Ursache des Vorfalls zu ermitteln.

3. Spezialisierte Betreuung :
Die Pflege hängt von der zugrunde liegenden Pathologie ab.

- **Ischämischer Schlaganfall:** Thrombolyse zur Auflösung des Gerinnsels, das für die Ischämie verantwortlich ist, wenn der Patient dafür in Frage kommt.
- **Hirnblutung:** Engmaschige Überwachung, Kontrolle des Blutdrucks, möglicher chirurgischer Eingriff zur Druckentlastung.

4. Häufig verwendete Medikamente :

- **Antithrombotika:** Um die Bildung von Blutgerinnseln zu verhindern.
- **Antihypertensiva:** Zur Steuerung des Blutdrucks.
- **Antikonvulsiva : Bei** epileptischen Anfällen.

5. Kontinuierliche Überwachung :
- **Vitalzeichen:** Regelmäßige Überwachung, um Veränderungen zu erkennen.
- **Glasgow-Skala:** Zur Beurteilung der Bewusstseinslage.

6. Bildung und Unterstützung :
- **Erkennen von Warnzeichen:** Den Patienten und seine Familie dazu erziehen, Warnzeichen für neurologische Probleme zu erkennen.
- **Rehabilitation:** Neurologische Folgen können eine motorische, sprachtherapeutische oder ergotherapeutische Rehabilitation erforderlich machen.

7. Vorbereitung auf die Entlassung :
Nach einem akuten neurologischen Ereignis sind oftmals Rehabilitation und Wiedereingliederung erforderlich. Der Krankenpfleger spielt eine zentrale Rolle bei :
- Stellen Sie sicher, dass der Patient die richtigen Medikamente erhält.
- Koordinieren Sie die Pflege mit den Rehabilitationsfachkräften.
- Für eine regelmäßige Nachsorge mit dem Neurologen sorgen.

Die Herausforderungen, die akute neurologische Erkrankungen mit sich bringen, erfordern eine spezialisierte und multidisziplinäre Betreuung. Aufgrund ihrer Ausbildung und ihrer Fähigkeit, eng mit einem medizinischen Team zusammenzuarbeiten, sind Krankenpfleger von entscheidender Bedeutung für eine optimale Versorgung dieser Patienten, von der Erstbeurteilung bis zur Rehabilitation.

Akute Atemwegspflege

Das Atmungssystem, das sich der Versorgung unserer Zellen mit lebenswichtigem Sauerstoff und dem Ausstoß von Kohlendioxid widmet, kann schnell gestört werden. Akute Atemwegserkrankungen können lebensbedrohlich sein, wenn sie nicht schnell behandelt werden. Krankenpfleger in der Akutmedizin stehen oft in der ersten Reihe, wenn es darum geht, Patienten mit solchen Erkrankungen einzugreifen, zu beurteilen und zu betreuen.

1. Mechanismen verstehen :
Jede Atemwegserkrankung hat ihre eigenen Besonderheiten. Ihr Verständnis ist für eine angemessene Behandlung von grundlegender Bedeutung.
- **Atmungsphysiologie:** Verständnis der grundlegenden Prinzipien von Ventilation, Diffusion und Perfusion.
- **Blutgasinterpretation:** Beurteilen Sie die Sauerstoffsättigung, den CO_2-Gehalt und das Säure-Basen-Gleichgewicht.

2. Häufige Symptome :
Atemwegserkrankungen äußern sich häufig durch Symptome, die eine schnelle Beurteilung erfordern.
- **Dyspnoe:** Schwierigkeiten beim Atmen, Erstickungsgefühl.
- **Zyanose:** Bläuliche Verfärbung der Haut aufgrund einer geringen Sauerstoffzufuhr.
- **Stridor: Ein** akutes Atemgeräusch, das auf eine Obstruktion der oberen Luftwege hinweist.

3. Umgang mit Notfällen :
Manche Situationen erfordern ein sofortiges Eingreifen.
- **Atemstillstand: Einsetzen** einer assistierten Beatmung.
- **Lungenödem:** Verabreichung von Sauerstoff, Diuretika und manchmal mechanische Beatmung.

Schweres akutes Asthma: Verabreichung von Bronchodilatatoren, Kortikosteroiden und Sauerstoff.

4. Beatmungstechniken :

In schweren Fällen kann eine Atemunterstützung erforderlich sein.

Nicht-invasive Beatmung (NIV) : Zufuhr von Sauerstoff über eine Maske, ohne Intubation.

Invasive mechanische Beatmung: Wenn der Patient intubiert und an ein Beatmungsgerät angeschlossen wird.

5. Häufig verwendete Medikamente :

Bronchodilatatoren: Um die Atemwege zu öffnen.

K o r t i k o i d e : Z u r   V e r r i n g e r u n g   v o n Lungenentzündungen.

Antibiotika: Bei Atemwegsinfektionen.

6. Bildung und Unterstützung :

Erziehung zur Atemhygiene: Bringen Sie dem Patienten Atem- und Sputumtechniken bei.

Vorbeugung von Infektionen : Impfung und Barrieregesten.

7. Vorbereitung auf die Entlassung :

Krankenpfleger spielen eine wesentliche Rolle bei der Vermeidung von Rehospitalisierungen.

Beratung zur Einhaltung der Medikation.

Aufklärung über das Erkennen von Anzeichen einer Verschlimmerung.

Koordination mit dem Lungenfacharzt und den Fachkräften für Atemrehabilitation.

Die Akutpflege im Bereich der Atmung verdeutlicht die Empfindlichkeit unseres Atmungssystems und die Bedeutung einer schnellen und angemessenen Intervention. Mit ihrem Fachwissen, ihrer Beobachtungsgabe und ihrem Engagement sind Krankenpfleger in der Akutmedizin unverzichtbar, um die bestmögliche Versorgung von Patienten mit Atemwegsversagen zu gewährleisten.

Kapitel 22.
VERWALTUNG VON UMWELTNOTFÄLLEN

Hypothermie und Hyperthermie

Das Wärmegleichgewicht des menschlichen Körpers ist für das reibungslose Funktionieren unserer Systeme und Organe von entscheidender Bedeutung. Jede größere Veränderung, sei es ein Abfall oder ein Anstieg der Körpertemperatur, kann ernsthafte Folgen haben. Krankenpfleger in der Akutmedizin müssen darauf vorbereitet sein, solche Situationen schnell zu erkennen und zu behandeln.

1. Mechanismen verstehen :
Die thermische Homöostase ist ein komplexer Prozess, an dem viele verschiedene Mechanismen beteiligt sind.

- **Wärmeregulation:** Die Rolle des Hypothalamus als Hauptregulator der Körpertemperatur.
- **Externe und interne Faktoren:** Umwelteinflüsse, Stoffwechselaktivität, Infektionen, Medikamente.

2. Hypothermie: Kälte, die gefährdet

- **Ursachen und Risikofaktoren:** Längerer Aufenthalt in der Kälte, Eintauchen in kaltes Wasser, Unterzuckerung, Traumata, bestimmte medizinische Erkrankungen.
- **Symptome:** Schüttelfrost, Verwirrung, Herzrhythmusstörungen, Schwäche.
- **Betreuung:** Allmähliches Aufwärmen, Überwachung der Vitalfunktionen, Verabreichung warmer Flüssigkeiten, Verwendung von Wärmedecken.
- **Komplikationen:** Herzstillstand, Erfrierungen, akutes Nierenversagen.

3. Hyperthermie: Hitze, die verzehrt

- **Ursachen und Risikofaktoren:** Hitzewellen, starke körperliche Anstrengung, bestimmte Medikamente, malignes neuroleptisches Syndrom.
- **Symptome:** Heiße und trockene Haut, Verwirrung, Krämpfe, Tachykardie.
- **Behandlung:** Schnelle Kühlung, Flüssigkeitszufuhr, fiebersenkende Mittel, Beatmung.
- **Komplikationen:** Dehydrierung, akutes Nierenversagen, Gerinnungsstörungen.

4. Häufige Interventionen :

- **Schnelle Einschätzung:** Messung der Körpertemperatur, Einschätzung des Bewusstseinszustands.
- **Management der Dehydrierung:** Verabreichung von intravenösen Lösungen.
- **Überwachung:** Kontinuierliche Überwachung der Temperatur, der Herzfrequenz und des Blutdrucks.

5. Prävention :

- **Patientenaufklärung:** Sensibilisierung für die mit extremen Temperaturen verbundenen Gefahren, Bedeutung des Schutzes vor Kälte oder Hitze, Flüssigkeitszufuhr
- **Ratschläge für Familien:** Erkennen Sie die Anzeichen von Unterkühlung oder Überhitzung, wann Sie medizinische Hilfe in Anspruch nehmen sollten.

Hypothermie und Hyperthermie sind, obwohl sie in ihrer Natur gegensätzlich sind, beide medizinische Notfälle, die eine schnelle und spezialisierte Behandlung erfordern. Krankenpfleger in der Akutmedizin spielen eine Schlüsselrolle bei der Erkennung, Behandlung und Prävention dieser thermischen Entgleisungen und gewährleisten so das Wohlbefinden und die Sicherheit der Patienten.

Bisse und Stiche von Tieren

Ungünstige Begegnungen mit Wild- und Haustieren können manchmal zu schmerzhaften und potenziell ernsthaften Verletzungen führen. Ob Hundebisse, Spinnenbisse oder Angriffe anderer Tiere - Krankenpfleger für Akutmedizin sind oft die ersten, die bei der Beurteilung und Behandlung dieser Verletzungen eingreifen.

1. Erkennen Sie die verschiedenen Arten von Verletzungen :
Jedes Tier hat eine eigene Anatomie und ein eigenes Verhalten, die sich in der Art und Schwere der Verletzungen, die es zufügen kann, widerspiegeln.
  - **Bisswunden:** Die Folgen von Reißzähnen, Schnäbeln oder Ähnlichem.
  - **Stiche: Stacheln**, Dornen, Stacheln.

2. Häufige Bisswunden :
  - **Hundebisse:** Anzeichen einer Infektion, die Bedeutung einer schnellen Beurteilung, Prävention.
  - **Katzenbisse:** Erhöhtes Infektionsrisiko, therapeutischer Ansatz.
  - **Andere Haus- und Wildtiere:** Erkennen und Behandeln von Verletzungen durch Nagetiere, Schlangen und exotische Tiere.

3. Häufige Stiche :
  - **Insekten:** Bienen, Wespen, Moskitos, Flöhe, Zecken.
  - **Spinnen:** Potenziell toxische Bisse und ihre Symptome, Umgang mit Komplikationen.
  - **Meerestiere:** Quallen, Seeigel, Rochen.

4. Erstversorgung :
  - **Beurteilung:** Inspektion der Wunde, Beurteilung der Schmerzen, Überprüfung des Impfstatus (Tetanus).
  - **Reinigung und Desinfektion:** Der beste Weg, um eine Infektion zu verhindern.
  - **Symptomatische Behandlung:** Umgang mit Schmerzen, allergischen Reaktionen und Ödemen.

5. Mögliche Komplikationen :
- **Infektionen:** Symptome, Behandlung, Vorbeugung.
- **Allergische Reaktionen:** Von lokalen Reaktionen bis hin zur Anaphylaxie.
- **Toxine und Gifte:** Gegenmittel und spezifische Behandlungen.

6. Prävention :
- **Patientenaufklärung:** Wie man Bisse und Stiche vermeidet, sichere Verhaltensweisen.
- **Ratschläge für Tierbesitzer:** Ausbildung, Impfung, Verantwortung.

Tierbisse und -stiche können von einfachen Reizungen bis hin zu medizinischen Notfällen reichen. Eine schnelle Beurteilung und eine angemessene Behandlung sind entscheidend, um Komplikationen zu minimieren. Krankenpfleger in der Akutmedizin sind mit ihren Fähigkeiten und ihrer Erfahrung von entscheidender Bedeutung für die Bewältigung solcher Vorfälle. Sie sorgen für eine wirksame Intervention und beruhigen die verletzten Patienten.

Toxische Expositionen und Vergiftungen

In der Akutmedizin stellen Vergiftungen und toxische Expositionen eine bemerkenswerte Häufigkeit von Aufnahmen dar. Diese Situationen können durch einen häuslichen Unfall, eine absichtliche Einnahme in einem suizidalen Kontext oder auch durch eine berufliche Exposition entstehen. Von der raschen Erkennung der Symptome bis zur Verabreichung spezifischer Behandlungen ist der Krankenpfleger ein wichtiger Akteur in der Behandlung.

1. Erkennen von toxischen Belastungen :
   - **Expositionsgeschichte:** Bestimmen Sie die Substanz, den Expositionsweg, die verstrichene Zeit.
   - **Anfangssymptome:** Die allgemein beobachteten Anzeichen hängen von dem Giftstoff ab, der eingenommen oder angetroffen wurde.
2. Gängige Arten von Ausstellungen :
   - **Medikamente:** Absichtliche oder versehentliche Überdosierung, Wechselwirkungen mit anderen Medikamenten.
   - **Haushaltsprodukte:** Waschmittel, Reinigungsmittel, Insektizide.
   - **Industrieprodukte:** Berufliche Exposition, Einatmen giftiger Dämpfe.
   - **Pflanzen und Pilze:** Erkennung und spezifische Symptome.
   - **Illegale Substanzen :** Opiate, Stimulanzien, Halluzinogene.
3. Klinische Bewertung :
   - **Triage und Erstbeurteilung:** Vitalzeichen, neurologischer Zustand, gastrointestinale Symptome.
   - **Diagnostische Tests:** Blutgase, spezifische toxische Werte, bildgebende Verfahren.
4. Therapeutische Interventionen :
   - **Dekontamination:** Magenspülung, Verabreichung von Aktivkohle, Chelat-Therapie.
   - **Unterstützung der Vitalfunktionen:** Beatmung, Medikamente zur Unterstützung des Herz-Kreislauf-Systems, Elektrolytkorrekturen.
   - **Antidote:** Spezifische Verwendung je nach Gift, z. B. Naloxon bei Opioid-Überdosierungen.
5. Beobachtung und Überwachung :
   - **Kontinuierliches Monitoring:** Überwachung der Vitalzeichen, des neurologischen Zustands, der Nieren- und Leberfunktion.
   - **Spezialisierte Beratung:** Einschaltung eines Toxikologen oder einer Giftnotrufzentrale.

6. Bildung und Prävention :

Tipps für zu Hause: Sicherheit von Medikamenten, Aufbewahrung von Giftstoffen.

Gemeinschaftsinformation: Sensibilisierung für Risiken, Workshops, Schulinterventionen

7. Psychosoziale Aspekte :

Psychiatrische Beurteilung: Bei absichtlicher Einnahme oder selbstzerstörerischem Verhalten.

Unterstützung: Ermutigen Sie zu Gesprächen mit Sozialarbeitern, Psychologen oder anderen psychosozialen Fachkräften.

Bei einer Vergiftung oder toxischen Belastung spielt der Krankenpfleger eine zentrale Rolle. Ob es darum geht, die Situation einzuschätzen, die richtige Behandlung durchzuführen oder den Patienten und seine Familie zu unterstützen - seine Anwesenheit und seine Fähigkeiten sind von entscheidender Bedeutung. Die Fähigkeit, in solchen Situationen schnell und effektiv zu handeln, kann über Leben und Tod entscheiden. Dies unterstreicht die Bedeutung von Ausbildung und Vorbereitung in diesem speziellen Bereich der Akutmedizin.

Kapitel 23.
UMGANG MIT AKUTEN
PSYCHIATRISCHEN SITUATIONEN

Beurteilung des psychiatrischen Patienten

In einer akutmedizinischen Abteilung sind Krankenpfleger regelmäßig mit Patienten konfrontiert, die unterschwellige oder akute psychiatrische Störungen aufweisen. Die genaue und einfühlsame Beurteilung dieser Patienten ist entscheidend, um ihre Sicherheit und ihr Wohlbefinden zu gewährleisten und gleichzeitig einen geeigneten Pflegeplan zu erstellen.

1. Ursprünglicher Ansatz :
   - **Wohlwollende Haltung :** Der Aufbau eines Vertrauensverhältnisses ist für das Sammeln zuverlässiger Informationen und für die Sicherheit des Patienten von entscheidender Bedeutung.
   - **Sicherheitsbewertung:** Ermitteln Sie unmittelbare Risiken wie Aggressivität oder Suizidgedanken.
2. Ausführliche Anamnese :
   - **Grund für die Konsultation:** Was ist der Hauptgrund für den Besuch oder den Krankenhausaufenthalt?
   - **Psychiatrische Vorgeschichte:** Frühere Episoden, durchgeführte Behandlungen, Krankenhausaufenthalte.
3. Beurteilung des mentalen Zustands :
   - **Allgemeines Erscheinungsbild:** Verhalten, Kleidung, Hygiene.
   - **Verhalten:** Unruhe, Apathie, Zittern, ungewöhnliche Körperhaltungen.

- **Stimmung und Affekt:** Traurig, euphorisch, flach, labil.
- **Rede:** Schnelligkeit, Kohärenz, Relevanz.
- **Gedanken:** Kohärenz, Inhalt (Wahnideen, Halluzinationen).
- **Wahrnehmung: Akustische**, visuelle, olfaktorische und taktile Halluzinationen.
- Orientierung und Bewusstsein: Ort, Zeit, Situation.
- **Gedächtnis:** Kurzzeit-, Langzeitgedächtnis.
- **Kognitive Fähigkeiten:** Aufmerksamkeit, Konzentration, Urteilsvermögen.
- Selbstmord- oder Tötungsgedanken: Vorhandensein, Plan, Mittel, Vorgeschichte

4. Erforschung der Vorgeschichte :
- **Medizinisch:** Krankheiten, Behandlungen, Operationen.
- **Psychiatrie:** Vorangegangene Störungen, Krankenhausaufenthalte, Medikamente
- **Soziales:** Familienstand, berufliche Situation, Lebensgewohnheiten

5. Physische Bewertung :
- **Suche nach körperlichen Symptomen:** Manche Beschwerden, wie z. B. Depressionen, können mit körperlichen Symptomen wie Müdigkeit oder Kopfschmerzen einhergehen.
- **Neurologische Untersuchung:** Um organische Pathologien auszuschließen, die psychiatrische Störungen nachahmen können.

6. Planung des Pflegeplans :
- **Stabilisierung: Die** Sicherheit des Patienten gewährleisten, akute Symptome behandeln.
- **Orientierung:** Je nach Schweregrad und Diagnose Einweisung in eine psychiatrische Klinik, Fachberatung oder ambulante Betreuung.

7. Bildung und Beratung :
- **Information:** Erklären Sie dem Patienten seinen Zustand und die vorgeschlagenen Behandlungen.

Ressourcen: Nützliche Kontakte, Selbsthilfegruppen, Hilfsstrukturen bereitstellen.

Die Beurteilung eines psychiatrischen Patienten in einem akuten Kontext erfordert sowohl spezifische klinische Fähigkeiten als auch die Fähigkeit, sich in andere Menschen einzufühlen und ihnen zuzuhören. Der Krankenpfleger steht bei dieser Beurteilung oft an vorderster Front und spielt eine entscheidende Rolle bei der Erkennung von Störungen, der Sicherheit des Patienten und der Einleitung einer angemessenen Behandlung. Daher ist es für sie von entscheidender Bedeutung, gut ausgebildet zu sein und über die notwendigen Ressourcen zu verfügen, um diese Patienten in oft schwierigen Momenten bestmöglich zu begleiten.

Umgang mit störungsbedingten Krisen Stimmungsschwankungen, Psychosen und andere

In der Akutmedizin sind Krankenpfleger häufig mit Patienten konfrontiert, die an Stimmungsschwankungen, Psychosen oder anderen psychiatrischen Erkrankungen leiden, die sich plötzlich verschlechtern können. Die Bewältigung solcher Krisen ist für die Sicherheit und das Wohlbefinden des Patienten, aber auch für das Pflegepersonal und andere Patienten von entscheidender Bedeutung.

1. Verständnis der Beschwerden :

   Stimmungsstörungen: Wie schwere Depression, Bipolarität, bei der die Patienten tiefe Traurigkeit, Anhedonie oder im Gegensatz dazu übermäßige Euphorie zeigen können.

Psychosen: Wie Schizophrenie, bei der die Patienten Halluzinationen, Wahnvorstellungen oder sozialen Rückzug haben können.

Angststörungen, Persönlichkeitsstörungen und andere: Jede Erkrankung hat ihre eigenen Erscheinungsformen und damit verbundenen Risiken.

2. Ersteinschätzung :

Kontakt herstellen: Kommunizieren Sie ruhig, stellen Sie Blickkontakt her und verwenden Sie den Vornamen des Patienten.

Beurteilen Sie den Grad der Unruhe: Erkennen Sie Anzeichen von Aggressivität oder Gefährlichkeit.

3. Deeskalationstechniken :

Aktives Zuhören: Die Gefühle des Patienten bestätigen, ohne notwendigerweise seine Wahnvorstellungen oder Halluzinationen zu bestätigen.

Persönlicher Bereich: Respektieren Sie die persönliche Blase des Patienten, stellen Sie aber gleichzeitig sicher, dass Sie einen zugänglichen Ausgang haben.

Lösungen anbieten: Wie einen ruhigen Raum, eine Medikation oder ein Gespräch mit einem Spezialisten.

4. Verwendung von Medikamenten :

Anxiolytika oder Sedativa : Werden verwendet, um einen sehr unruhigen oder aggressiven Patienten zu beruhigen.

Antipsychotika: Wenn der Patient akute psychotische Symptome aufweist.

Stimmungsstabilisatoren: Im Falle eines manischen Anfalls bei einem bipolaren Patienten.

5. Sicherheitsmaßnahmen :

Isolierung des Patienten : In einem gesicherten Raum, falls erforderlich, zu seiner eigenen Sicherheit und der anderer.

- **Körperliche Einschränkung:** Als letztes Mittel, mit ärztlicher Genehmigung und immer unter Wahrung der Würde des Patienten.
6. Vertiefende Bewertung :
   - **Vorgeschichte :** Verstehen des Hintergrunds des Anfalls, der eingenommenen Medikamente, der Therapietreue usw.
   - **Mögliche Auslöser:** Lebensereignisse, verwendete Substanz etc.
7. Planung des Pflegeplans :
   - **Spezialisierte Orientierung: Einweisung** in eine psychiatrische Abteilung, Beratung durch einen Psychiater oder Psychologen.
   - **Regelmäßige Nachsorge:** Um Rückfälle zu vermeiden und eine umfassende Betreuung zu gewährleisten.
8. Bildung und Sensibilisierung :
   - **Therapien:** Ermutigen Sie den Patienten, an Therapien, Selbsthilfegruppen oder Workshops teilzunehmen.
   - **Medikation:** Erklären Sie, wie wichtig die Einhaltung der Behandlung ist und welche Nebenwirkungen auftreten können.

Bei akuten psychiatrischen Krisen muss der Krankenpfleger schnell, kompetent und mitfühlend handeln. Der Schlüssel liegt darin, die Dringlichkeit der Situation mit dem Respekt und der Würde des Patienten ins Gleichgewicht zu bringen. Dieses Management erfordert eine entsprechende Ausbildung, angemessene Ressourcen und die Fähigkeit zur Teamarbeit. Jede Krise ist einzigartig, aber mit den richtigen Fähigkeiten und dem richtigen Ansatz kann der Krankenpfleger einen bedeutenden Unterschied im Leben seiner Patienten machen.

Umgang mit suizidgefährdeten Patienten

Die Begegnung mit einem suizidgefährdeten Patienten ist eine der heikelsten und komplexesten Herausforderungen, denen sich Gesundheitsfachkräfte in der Akutmedizin stellen müssen. Die potenzielle Schwere und die Dringlichkeit der Situation erfordern eine sofortige, sorgfältige und mitfühlende Behandlung.

1. Ersteinschätzung :
   - **Vertrauensverhältnis aufbauen: Verfolgen Sie** einen ruhigen, nicht wertenden und einfühlsamen Ansatz, um den Patienten zu ermutigen, sich zu äußern.
   - **Risikoermittlung:** Stellen Sie direkte Fragen zu Suizidgedanken, Plänen, Mitteln und Absichten. Versuchen Sie zu verstehen, ob es frühere Versuche oder eine familiäre Vorgeschichte gibt.
2. Sicherheit geht vor :
   - **Entfernung von Mitteln :** Stellen Sie sicher, dass der Patient keinen Zugang zu scharfen Gegenständen, Medikamenten oder anderen potenziellen Mitteln hat.
   - **Kontinuierliche Überwachung:** Ein Hochrisikopatient muss möglicherweise ständig überwacht werden, um seine Sicherheit zu gewährleisten.
3. Erkundung der auslösenden Faktoren :
   - **Jüngste Lebensereignisse :** Verlust, Trennungen, berufliche oder akademische Misserfolge, Traumata usw.
   - **Psychopathologische Zustände:** Depressionen, Persönlichkeitsstörungen, Psychosen, Angststörungen, Sucht usw.
4. Medikamentöse Unterstützung :
   - **Psychotrope Medikamente :** Bestimmte Antidepressiva, Anxiolytika oder Antipsychotika können je nach zugrunde liegendem Zustand verschrieben werden.

- **Überwachung von Nebenwirkungen:** Einige Medikamente können vorübergehend das Suizidrisiko erhöhen, insbesondere bei Jugendlichen.

5. Interprofessionelle Zusammenarbeit :
   - **Psychiatrische Beratung:** Oft ist eine weitere Beurteilung durch einen Psychiater erforderlich.
   - **Vernetztes Arbeiten:** Psychologen, Sozialarbeiter, Berater, Therapeuten und die Familie können alle eine entscheidende Rolle bei der Behandlung spielen.

6. Erstellen eines Sicherheitsplans :
   - **Vermeidung von Isolation:** Ermutigen Sie den Patienten, sich weiterhin mit vertrauten Angehörigen zu umgeben.
   - **Notfallkontakt:** Stellen Sie sicher, dass der Patient Zugang zu Notfallnummern oder Ressourcen für den Krisenfall hat.

7. Orientierung und Nachbereitung :
   - **Krankenhausaufenthalt:** In Fällen mit hohem Risiko kann eine Einweisung in eine psychiatrische Abteilung erforderlich sein.
   - **Regelmäßige Nachsorge:** Die ersten Tage und Wochen nach dem Anfall sind entscheidend. Stellen Sie sicher, dass der Patient engmaschig medizinisch und psychologisch betreut wird.

8. Bildung und Prävention :
   - **Vermeiden Sie Alkohol und Drogen:** Diese Substanzen können Selbstmordgedanken verstärken.
   - **Ermutigen Sie zum Sprechen:** Betonen Sie, wie wichtig es ist, über Gefühle und Gedanken zu sprechen, ohne zu urteilen oder stigmatisiert zu werden.

Die Behandlung eines suizidgefährdeten Patienten erfordert einen ganzheitlichen Ansatz, bei dem die Sicherheit, die Risikobewertung und die kontinuierliche Unterstützung im Mittelpunkt stehen. Jeder Patient ist einzigartig, und ein tiefes Verständnis seiner persönlichen und medizinischen Herausforderungen ist von entscheidender Bedeutung. In der Akutmedizin müssen die Fachkräfte mit den Fähigkeiten, dem Wissen und dem Mitgefühl ausgestattet sein, die sie benötigen, um durch diese heiklen Momente zu navigieren, immer in der Hoffnung, Leben zu schützen und zu retten.

Kapitel 24.
CHIRURGISCHE NOTFALLEINGRIFFE

Die Rolle des Krankenpflegers in der Operationsvorbereitung

Die Operationsvorbereitung ist ein entscheidender Schritt, um einen reibungslosen Ablauf des Eingriffs zu gewährleisten und postoperative Komplikationen zu minimieren. Der Krankenpfleger spielt in diesem Prozess eine zentrale Rolle und fungiert als Bindeglied zwischen dem Patienten, der Familie und dem medizinisch-chirurgischen Team.

1. Präoperative Bewertung :
   - **Sammeln von Daten:** Der Krankenpfleger sammelt die Krankengeschichte, Allergien, aktuelle Medikamente, die chirurgische Vorgeschichte und andere relevante Informationen, um das Operationsrisiko einzuschätzen.
   - **Körperliche Untersuchung:** Diese Untersuchung ist zwar kurz, liefert aber vor der Operation lebenswichtige Informationen über den Zustand des Patienten.
2. Patientenaufklärung :
   - **Information über das Verfahren:** Der Krankenpfleger erklärt die Art des Eingriffs, den Ablauf, die damit verbundenen Risiken und den Genesungsprozess.
   - **Mentale Vorbereitung:** Der Krankenpfleger bietet emotionale Unterstützung, beantwortet Fragen und zerstreut die Sorgen des Patienten.

3. Körperliche Vorbereitung :

Fasten: Der Krankenpfleger stellt sicher, dass der Patient die Anweisungen zum Fasten vor dem Eingriff versteht und befolgt.

Hautvorbereitung: Je nach Operation kann eine Desinfektion der Haut oder eine Rasur erforderlich sein.

Medikation: Verabreichung von präoperativen Medikamenten wie Antiseptika, prophylaktische Antibiotika oder Anxiolytika.

4. Administrative Überprüfungen :

Informierte Einwilligung: Der Krankenpfleger vergewissert sich, dass der Patient den Eingriff und seine Risiken verstanden und die Einwilligungserklärung unterschrieben hat.

Koordination mit dem Team: Der Krankenpfleger bestätigt den Zeitplan für die Operation, die Art der Anästhesie und alle anderen logistischen Details.

5. Emotionale Betreuung :

Unterstützung: Der Krankenpfleger beruhigt den Patienten und seine Familie und bietet ihnen einen Raum, in dem sie ihre Ängste oder Bedenken äußern können.

6. Antizipation der postoperativen Bedürfnisse :

Aufklärung: Der Krankenpfleger informiert den Patienten über postoperative Pflege, Schmerzmanagement, Mobilisierung, Ernährung usw.

Vorbereitung der Geräte : Stellt sicher, dass alle für die postoperative Versorgung benötigten Geräte (Drainagen, Katheter, Analgesiepumpen usw.) bereit und funktionsfähig sind.

7. Koordination mit dem Chirurgenteam :

Kommunikation: Der Krankenpfleger fungiert als Bindeglied zwischen dem Patienten, dem Anästhesisten, dem Chirurgen und allen anderen Teammitgliedern und sorgt so für einen reibungslosen Übergang des Patienten in den Operationssaal.

Der Krankenpfleger für Operationsvorbereitung ist eine wichtige Stütze im Operationsprozess. Seine Fähigkeit zu beurteilen, zu erziehen, zu unterstützen und zu koordinieren gewährleistet nicht nur den reibungslosen Ablauf des Eingriffs, sondern auch das Wohlbefinden und die Sicherheit des Patienten. Diese Multifunktionalität spiegelt die Komplexität und den Reichtum des Berufs des Krankenpflegers im Bereich der Chirurgie wider.

Unmittelbare postoperative Pflege

Nach einer Operation ist die unmittelbare postoperative Pflege von entscheidender Bedeutung, um eine schnelle Genesung des Patienten zu gewährleisten, Komplikationen vorzubeugen und seine Sicherheit zu garantieren. Diese Pflege, die häufig im Aufwachraum oder auf der Intensivstation erfolgt, erfordert ständige Aufmerksamkeit und Überwachung.

1. Vitalüberwachung :
   - **Vitalzeichen:** Regelmäßige Kontrolle von Blutdruck, Puls, Atmung und Temperatur.
   - **Sauerstoffsättigung:** Überwachung des SpO2 auf postoperative Hypoxie.
2. Neurologische Beurteilung :
   - **Bewusstsein:** Regelmäßige Überprüfung der Bewusstseinslage, der Orientierung und der Fähigkeit, auf einfache Befehle zu reagieren.
   - **Pupillenreflexe:** Sie werden überprüft, um eine angemessene Perfusion und Gehirnfunktion sicherzustellen.
3. Schmerzmanagement :
   - **Beurteilung:** Der Krankenpfleger beurteilt die Schmerzen des Patienten regelmäßig mithilfe standardisierter Skalen.

Medikation: Verabreichung der verschriebenen Schmerzmittel und Anpassung entsprechend der Schmerzerfassung.

4. Überwachung der Atemfunktion :

Beobachtung: Überwachung der Atemfrequenz, der Atemtiefe und der Atemanstrengung.

Auskultation: Abhören der Atemgeräusche, um Anomalien wie Rasseln oder Zischlaute zu erkennen.

5. Überwachung der kardiovaskulären Funktion :

Monitoring: Kontinuierliche Überwachung des Elektrokardiogramms auf Arrhythmien oder Anzeichen von Ischämie.

Perifusion: Überprüfung der Färbung, Temperatur und Kapillarperfusion der Extremitäten.

6. Überwachung der Operationsstelle :

Inspektion: Sichtkontrolle, um Blutungen, Hämatome oder Infektionen zu erkennen.

Drainagen und Katheter: Überwachung des Durchflusses und des Erscheinungsbildes der Ausflüsse.

7. Überwachung der Nierenfunktion :

Diurese: Regelmäßige Messung der Menge und des Aussehens des Urins.

Harnwegskatheter: Überprüfung der Funktion und Vermeidung von Begleitinfektionen.

8. Hydratation und Elektrolytgleichgewicht :

Verabreichungswege: Überwachung von intravenösen Infusionen, Überprüfung der Infusionsrate und der Infusionsstelle.

Bilanzen: Aktuelles Führen von Flüssigkeitsein- und -ausgängen und Antizipieren des Flüssigkeitsbedarfs.

9. Gastrointestinale Bewertung :

Übelkeit und Erbrechen : Prävention und Behandlung von postoperativer Übelkeit.

Wahrnehmung von Darmgeräuschen: Auskultation zur Beurteilung der Rückkehr der Darmmotilität.

10. Kommunikation :

Rückversicherung: Beruhigt den Patienten, informiert ihn über den Erfolg des Eingriffs und beantwortet seine Fragen.

Transition: Vorbereitung des Patienten auf die Verlegung auf eine Station oder in sein Zimmer.

Die unmittelbare postoperative Pflege erfordert Fachwissen, Aufmerksamkeit und schnelles Handeln. Der Krankenpfleger positioniert sich als Ersthelfer, der mögliche Komplikationen antizipiert und bewältigt und dem Patienten, der sich gerade einem Eingriff unterzogen hat, emotionale Unterstützung bietet. Dies ist ein entscheidender Moment, in dem Kompetenz, Mitgefühl und Zusammenarbeit zusammenkommen, um die besten Ergebnisse für den Patienten zu gewährleisten.

Management von chirurgischen Komplikationen

Eine Operation, egal wie sorgfältig sie durchgeführt wird, birgt unweigerlich das Risiko von Komplikationen. Diese Komplikationen können während der Operation selbst oder in der Zeit nach der Operation auftreten. Eine schnelle und wirksame Behandlung dieser Komplikationen ist von entscheidender Bedeutung, um die Folgeschäden zu minimieren und die Chancen des Patienten auf eine vollständige Genesung zu maximieren.

1. Postoperative Blutungen :

Erkennen: Ein plötzlicher Abfall des Blutdrucks, Herzrasen, Blässe und Schwäche können auf eine Blutung hinweisen.

Intervention: Der Krankenpfleger muss sofort das Operationsteam alarmieren, alle Antikoagulanzien absetzen, intravenöse Flüssigkeiten verabreichen und den Patienten auf mögliche Untersuchungen oder eine erneute Intervention vorbereiten.

2. Infektion der Operationsstelle :

Erkennen: Rötung, Hitze, Schmerzen, Schwellung und eitriger Ausfluss aus der Operationsstelle sind typische Anzeichen.

Intervention: Wunde säubern, Proben für die bakteriologische Analyse entnehmen, Antibiotika nach Vorschrift verabreichen und engmaschig überwachen.

3. Venöse Thromboembolie :

Erkennen: Schmerzen, Schwellung und Rötung einer Gliedmaße sind Anzeichen für eine tiefe Venenthrombose. Eine Lungenembolie kann sich durch Atemnot, Brustschmerzen und Synkope bemerkbar machen.

Intervention: Immobilisierung des Patienten, Verabreichung von Antikoagulantien, engmaschige Überwachung und ggf. bildliche Untersuchung

4. Ileus nach der Operation :

Erkennen: Keine Darmgeräusche, aufgetriebener Bauch, Erbrechen und keine Gas- oder Stuhlentleerung.

Intervention: Aufrechterhaltung des Fastens, Absaugen des Magens und engmaschige Überwachung.

5. Dehiszenz oder Eviszeration der Wunde :

Erkennen: Trennung der Wundränder, eventuell mit Ausstülpung der inneren Organe.

Intervention: Die Wunde mit einem sterilen, feuchten Verband abdecken, den Patienten in eine halb sitzende Position bringen und sofort das Operationsteam alarmieren.

6. Lungenkomplikationen :

Erkennung: Dyspnoe, Zyanose, Brustschmerzen und verminderte oder fehlende Atemgeräusche können auf einen Pneumothorax, eine Atelektase oder eine Lungenentzündung hinweisen.

Intervention: Sauerstofftherapie, Atemphysiotherapie, ggf. Antibiotika und eventuell Thorakozentese.

7. Nierenkomplikationen :

Erkennen: Verminderter oder fehlender Urin, Schwellungen, erhöhter Serumkreatininwert.

Intervention: Hydratation, Anpassung der Medikamente, engmaschige Überwachung und eventuell Dialyse.

8. Neurologische Komplikationen :

Erkennen: Bewusstseinsveränderungen, Schwäche, Lähmung, Schwierigkeiten beim Sprechen.

Intervention: Regelmäßige neurologische Überwachung, CT oder MRT des Gehirns, Anpassung der Medikamente.

Die Früherkennung und wirksame Behandlung von chirurgischen Komplikationen ist für die Sicherheit des Patienten von entscheidender Bedeutung. Der Krankenpfleger spielt dabei eine zentrale Rolle, da er häufig der Erste ist, der eine Komplikation erkennt. Eine effektive Kommunikation mit dem Operationsteam, eine gründliche Kenntnis der Warnzeichen und eine schnelle Reaktion können den Unterschied zwischen einem günstigen Ausgang und einem tragischen Ergebnis ausmachen.

Kapitel 25.
KRANKENPFLEGER
IN EINER PANDEMIESITUATION

Vorbereitung und Reaktion
auf eine Pandemie

In der modernen Welt können sich Pandemien aufgrund der hohen Bevölkerungsdichte und der größeren Mobilität der Menschen schnell ausbreiten. Die jüngste Geschichte mit der COVID-19-Pandemie ist ein anschauliches Beispiel dafür. Die Vorbereitung auf und die Reaktion auf eine Pandemie sind von entscheidender Bedeutung, um die Auswirkungen auf die öffentliche Gesundheit und die Wirtschaft so gering wie möglich zu halten.

1. Bewertung und Überwachung :
   Früherkennung: Epidemiologische Überwachungssysteme müssen eingerichtet werden, um neue Infektionen oder Veränderungen in den Trends bestehender Krankheiten frühzeitig zu erkennen.
   Sammeln von Daten : Sicherstellung einer schnellen und genauen Datenerhebung, um die Natur und die Ausbreitung der Krankheit zu verstehen.
2. Planung und Koordination :
   Notfallplanung: Jedes Land muss über einen detaillierten Notfallplan für den Umgang mit einer Pandemie verfügen, der die erforderlichen Ressourcen, Verfahren und Rollen umfasst.
   Koordination: Eine reibungslose Kommunikation zwischen Regierungen, Gesundheitsorganisationen und dem Privatsektor ist entscheidend für eine einheitliche und wirksame Reaktion.

3. Medizinische Ressourcen :

Vorräte: Es ist lebenswichtig, Vorräte an Medikamenten, Impfstoffen (falls vorhanden), persönlicher Schutzausrüstung und Atemschutzgeräten anzulegen.

Infrastruktur: Bereiten Sie Feldkrankenhäuser und Isolierstationen vor und erhöhen Sie die Kapazität der bestehenden Krankenhäuser.

4. Bildung und Kommunikation :

Information der Öffentlichkeit: Nutzen Sie alle verfügbaren Kanäle, um die Öffentlichkeit über die Symptome, die Übertragungswege und die vorbeugenden Maßnahmen zu informieren.

Schulung des Gesundheitspersonals: Sicherstellen, dass das gesamte medizinische Personal angemessen geschult ist, um eine Übertragung zu erkennen, zu behandeln und zu verhindern.

5. Maßnahmen im Bereich der öffentlichen Gesundheit :

Isolation und Quarantäne: Isolieren Sie infizierte Personen schnell und stellen Sie betroffene Gebiete ggf. unter Quarantäne.

Soziale Distanzierung: Führen Sie bei einer schnellen Übertragung Maßnahmen zur sozialen Distanzierung ein, einschließlich der Schließung von Schulen und Arbeitsplätzen und der Absage von öffentlichen Veranstaltungen.

Reisen: Reisen in und aus den betroffenen Gebieten regulieren, einschränken oder sogar verbieten.

6. Forschung und Entwicklung :

Forschung: Durchführung von Studien, um die Krankheit, ihre Übertragungswege und ihre Auswirkungen zu verstehen.

Entwicklung: Investieren Sie in die Forschung zur Entwicklung von Behandlungsmethoden und Impfstoffen.

7. Psychosoziale Unterstützung :

Mentale Unterstützung: Anerkennen, dass Pandemien große psychologische Auswirkungen auf den Einzelnen haben können, und Unterstützungssysteme einrichten.

Gemeinschaft: Ermutigung zu solidarischen Handlungen und gegenseitiger Hilfe der Gemeinschaft, um die Krise gemeinsam zu bewältigen.

8. Bewertung nach einer Pandemie :

Überprüfung: Wenn die Pandemie unter Kontrolle ist, führen Sie eine umfassende Überprüfung der ergriffenen Maßnahmen durch, um Bereiche zu ermitteln, in denen Verbesserungen möglich sind.

Vorbereitung auf die Zukunft : Die gelernten Lektionen nutzen, um die Vorbereitung auf und die Reaktion auf zukünftige Pandemien zu stärken.

Die Vorbereitung auf und die Reaktion auf eine Pandemie erfordern eine beispiellose Koordination auf allen Ebenen der Gesellschaft. Vorausschauendes Handeln, Flexibilität und Solidarität sind entscheidend, um die Auswirkungen auf die Gesundheit und die Wirtschaft so gering wie möglich zu halten. Während jede Pandemie ihre eigenen Herausforderungen mit sich bringt, bleiben die Grundprinzipien der Vorbereitung und Reaktion konstant.

Persönlicher Schutz und Verhinderung der Übertragung

Persönlicher Schutz und die Verhinderung der Übertragung sind in jeder Umgebung des Gesundheitswesens von entscheidender Bedeutung, werden aber in der Akutmedizin noch wichtiger, wo die Schnelligkeit der Interventionen und die Schwere der Fälle das Risiko einer Exposition gegenüber Infektionserregern erhöhen können.

1. Die Hautbarriere :
Die Haut ist unsere erste Verteidigungslinie gegen Infektionen. Sie wirkt wie eine Schutzbarriere und verhindert das Eindringen pathogener Mikroorganismen. Die Integrität dieser Barriere muss aufrechterhalten werden, und jede Verletzung oder Schnittwunde muss sofort behandelt werden.

2. Persönliche Schutzausrüstung (PSA) :
- **Handschuhe:** Sie müssen bei jedem Kontakt mit Blut, Körperflüssigkeiten, Schleimhäuten oder nicht intakter Haut getragen werden. Sie müssen zwischen jedem Patienten gewechselt werden.
- **Masken und Atemschutzgeräte:** Sie verringern das Risiko, dass infektiöse Erreger eingeatmet werden. Die Wahl zwischen einer chirurgischen Maske oder einem Beatmungsgerät hängt von der Risikobewertung ab.
- **Kittel, Schürzen und Overalls :** Schützen die Pflegekraft vor Spritzern von Körperflüssigkeiten.
- **Augenschutz:** Eine Brille oder ein Gesichtsschutz sind unerlässlich, wenn Spritzer möglich sind.

3. Handhygiene :
Eine der wirksamsten Möglichkeiten, eine Übertragung zu verhindern, ist das regelmäßige und gründliche Waschen der Hände mit Wasser und Seife oder die Verwendung von Desinfektionsmitteln auf Alkoholbasis. Die Hände sollten vor und nach jeder Interaktion mit einem Patienten, nach dem Ablegen der PSA, nach dem Toilettengang und vor dem Essen gewaschen werden.

4. Atemwegsetikett :
Das Husten oder Niesen in ein Taschentuch oder in die Ellenbeuge, die Vermeidung von Gesichtsberührungen und das sofortige Händewaschen nach dem Husten oder

Niesen tragen dazu bei, die Ausbreitung von Atemwegsinfektionen zu verhindern.

5. Handhabung und Entsorgung von medizinischen Abfällen :
Potenziell kontaminierte medizinische Abfälle müssen sorgfältig gehandhabt und gemäß den Gesundheitsrichtlinien entsorgt werden.

6. Reinigung und Desinfektion :
Oberflächen, insbesondere solche, die häufig berührt werden, müssen regelmäßig gereinigt und desinfiziert werden. Medizinische Instrumente müssen ordnungsgemäß sterilisiert werden.

7. Ausbildung und Sensibilisierung :
Die regelmäßige Schulung des Personals in Bezug auf die richtige Verwendung von PSA, Handhygiene und Präventionsverfahren ist von entscheidender Bedeutung.

8. Impfung :
Die Impfung des medizinischen Personals gegen häufige übertragbare Krankheiten ist eine weitere Schlüsselstrategie zur Prävention.

9. Überwachung von nosokomialen Infektionen :
Es sollte ein Überwachungssystem eingerichtet werden, um einen Infektionsausbruch in der Einrichtung schnell zu erkennen und geeignete Maßnahmen zu ergreifen.

Der persönliche Schutz und die Verhinderung der Übertragung sind grundlegende Elemente der medizinischen Praxis. Indem sie strenge Maßnahmen einführen und deren Einhaltung überwachen, können Gesundheitseinrichtungen sowohl das medizinische Personal als auch die Patienten schützen und gleichzeitig eine Versorgung auf höchstem Niveau gewährleisten.

Psychologische Unterstützung für Patienten, Familien und Personal

Die Akutmedizin erzeugt aufgrund ihrer Dringlichkeit und oftmals Unerwartetheit ein hohes Maß an Stress, nicht nur für die Patienten, sondern auch für ihre Familien und das Pflegepersonal. Mit diesem Druck umzugehen, erfordert eine solide Infrastruktur zur psychologischen Unterstützung.

1. Für Patienten :

Emotionale Begleitung: Bei ihrer Ankunft sind die Patienten oft von Angst und Furcht überwältigt. Der Aufbau einer vertrauensvollen Beziehung, die Bereitschaft, zuzuhören, und die Weitergabe klarer Informationen können diese Gefühle lindern.

Schmerzbehandlung: Über den körperlichen Schmerz hinaus können Patienten auch emotionale Schmerzen empfinden. Eine ganzheitliche Schmerzbewertung und angemessene Interventionen können eine echte Linderung bieten.

Verfügbarkeit von psychologischen Diensten: Psychologen und Berater sollten leicht zugänglich sein, um angemessene Unterstützung zu bieten.

2. Für Familien :

Beruhigende Warteräume : Diese Räume sollten so gestaltet sein, dass sie eine ruhige Umgebung bieten, in der Informationen über die Patientenversorgung verfügbar sind.

Regelmäßige Updates: Die transparente und regelmäßige Kommunikation mit den Familien reduziert deren Ängste und baut Vertrauen auf.

Selbsthilfegruppen: Gesprächsgruppen oder Workshops können Familien helfen, ihre Erfahrungen auszutauschen und gegenseitige Unterstützung zu finden.

3. Für das Personal :

Supervision und Unterstützung: Die Teams sollten regelmäßige Supervisionssitzungen erhalten, um schwierige Fälle zu besprechen, Gefühle auszutauschen und gemeinsam nach Lösungen zu suchen.

Wellness-Programme : Aktivitäten wie Yoga, Meditation oder Workshops zum Thema Stressbewältigung können von Vorteil sein.

Zugang zu Beratern oder Psychologen: Angesichts traumatischer Situationen benötigen die Mitarbeiter möglicherweise Einzelsitzungen.

Weiterbildung: Schulungen zu Kommunikationsmanagement, Konfliktdeeskalation oder Stressbewältigung können das Personal weiter ausrüsten.

Team-Events: Die Organisation von Integrationsveranstaltungen oder Freizeitaktivitäten kann die Bindung innerhalb des Teams stärken und für Abwechslung sorgen.

Die psychologische Unterstützung in der Akutmedizin ist ein wesentlicher Pfeiler, um die Qualität der Versorgung und das Wohlergehen aller zu gewährleisten. Medizinische Einrichtungen, die sich der emotionalen und psychologischen Auswirkungen des akuten Umfelds bewusst sind, müssen robuste Unterstützungsmechanismen für Patienten, ihre Familien und das Personal einrichten.

Kapitel 26.
FORTGESCHRITTENE UND FORSCHUNG IN DER AKUTMEDIZIN

Neueste Entdeckungen und Vorrückungen in der Akutpflege

Die Welt der Medizin unterliegt einem ständigen Wandel, und die Akutmedizin bildet hier keine Ausnahme. Dank technologischer Fortschritte, neuer Forschungen und verbesserter Protokolle befindet sich die Akutmedizin in einem ständigen Wandel, der die Qualität der Patientenversorgung verbessert.

1. Fortgeschrittene Technologien in der medizinischen Bildgebung :
Fortschritte in der Bildgebung, wie Point-of-Care-Ultraschall und schnellere CT-Scans, ermöglichen es Klinikern, genauere und schnellere Diagnosen zu stellen, wodurch die Zeit bis zur Verabreichung einer angemessenen Behandlung verkürzt wird.

2. Künstliche Intelligenz und Datenanalyse :
KI wird zunehmend eingesetzt, um potenzielle Komplikationen bei Patienten vorherzusehen, indem komplexe Daten in Echtzeit analysiert werden. Dies verbessert die Effizienz der Pflege und die Vermeidung kritischer Situationen.

3. Telemedizin :
Obwohl die Telemedizin bereits auf dem Vormarsch war, hat die COVID-19-Pandemie ihren Einsatz verstärkt. Sie ermöglicht eine Beurteilung aus der Ferne, die für

abgelegene Regionen oder bei Überlastung der Akutstationen von entscheidender Bedeutung ist.

4. Gezielte Therapien und personalisierte Medizin :
Das Verständnis der molekularen und genetischen Mechanismen von Krankheiten hat zur Entwicklung gezielterer Therapien geführt. Dadurch können Behandlungen auf die Genetik des Patienten abgestimmt werden, wodurch die Wirksamkeit verbessert und die Nebenwirkungen verringert werden.

5. Neue Medikamente und Behandlungen :
Pharmakologische Fortschritte wie direkte Antikoagulanzien oder neue Antibiotika bereichern das therapeutische Arsenal der Ärzte in der Akutmedizin.

6. Simulationsgestützte Ausbildung :
Es werden immer mehr Simulationszentren eingerichtet, die dem medizinischen Personal eine Umgebung bieten, in der es üben kann, Notfallsituationen ohne Gefahr für die Patienten zu bewältigen.

7. Verbesserte Protokolle für Sepsis :
Jüngste Studien haben die Protokolle für die Behandlung von Sepsis verfeinert und damit die mit diesem Zustand verbundene Sterblichkeit gesenkt.

8. Multidisziplinäre Ansätze :
Die integrierte Versorgung, bei der von Anfang an verschiedene Spezialisten einbezogen werden, wird zunehmend bevorzugt, um eine umfassende und optimale Versorgung zu bieten.

Die Fortschritte in der Akutmedizin zeugen von der Fähigkeit der Medizin, sich an neue Herausforderungen anzupassen und sich weiterzuentwickeln. Diese Entdeckungen und Innovationen bringen nicht nur die Wissenschaft voran, sondern retten auch Leben, verbessern die Lebensqualität der Patienten und steigern die Effizienz der medizinischen Teams. Der Schlüssel dazu liegt in der ständigen Weiterbildung von Gesundheitsfachkräften, damit sie mit diesen Entwicklungen Schritt halten können.

An klinischer Forschung teilnehmen als Krankenpfleger

Die klinische Forschung ist für den Fortschritt der medizinischen Wissenschaft und die Verbesserung der Qualität der Patientenversorgung von entscheidender Bedeutung. Der Krankenpfleger, der im Mittelpunkt der Patientenversorgung steht, nimmt bei der Durchführung, Überwachung und manchmal sogar bei der Konzeption dieser Studien einen wichtigen Platz ein. Seine aktive Beteiligung an der klinischen Forschung stellt einen unbestreitbaren Mehrwert dar.

1. Die Rolle des Krankenpflegers in der klinischen Forschung :

a. Rekrutierung und Einwilligung der Patienten :

Der Krankenpfleger spielt aufgrund seiner Nähe zu den Patienten eine Schlüsselrolle bei deren Anwerbung für klinische Studien. Er ist oft die erste Anlaufstelle, um die Ziele, den Nutzen und die potenziellen Risiken einer Studie zu erklären und eine informierte Einwilligung einzuholen.

b. Datenerhebung :

Der Krankenpfleger ist für die regelmäßige und genaue Erhebung klinischer Daten verantwortlich. Dies kann das Erfassen von Vitalzeichen, das Sammeln von biologischen Proben oder die Dokumentation von Nebenwirkungen umfassen.

c. Verwaltung von Behandlungen :

Bei Arzneimittelprüfungen ist der Krankenpfleger häufig für die Verabreichung der Behandlung zuständig, sei es ein neues Medikament oder eine neue Dosierung.

d. Bewertung und Überwachung :
Der Krankenpfleger betreut die Patienten während der gesamten Studie, bewertet ihr Ansprechen auf die Behandlung und achtet auf mögliche Nebenwirkungen.

e. Bildung und Kommunikation :
Der Krankenpfleger klärt die Patienten über die Studienprotokolle auf, beantwortet ihre Fragen und fungiert als Verbindungsglied zwischen dem Patienten und dem Forschungsteam.

2. Vorteile für den Krankenpfleger :

a. Berufliche Entwicklung :
Die Teilnahme an der klinischen Forschung bietet eine einzigartige Gelegenheit, sich mit den neuesten medizinischen Entwicklungen vertraut zu machen und neue Fähigkeiten zu erwerben.

b. Beitrag zur Wissenschaft :
Durch die Teilnahme an der Forschung trägt der Krankenpfleger direkt zur Verbesserung der Pflege und zum Fortschritt der medizinischen Wissenschaft bei.

c. Vielfalt der Rolle :
Die klinische Forschung kann eine willkommene Abwechslung zu den üblichen Routinen bieten und neue Herausforderungen und Verantwortlichkeiten mit sich bringen.

3. Herausforderungen :

a. Ethik :
Der Krankenpfleger muss stets darauf achten, dass die Rechte und die Sicherheit der Patienten im Einklang mit den ethischen Grundsätzen der Forschung gewahrt werden.

Die Forschung kann eine zusätzliche Schicht an Verantwortung hinzufügen, die ein effektives Zeit- und Prioritätenmanagement erfordert.

c. Weiterbildung :
Die klinische Forschung ist ein sich ständig weiterentwickelnder Bereich, der eine regelmäßige Aktualisierung des Wissens erfordert.

Krankenpfleger sind durch ihre Nähe zum Patienten, ihr klinisches Fachwissen und ihre Hingabe ein wichtiger Akteur in der klinischen Forschung. Auch wenn dies mit Herausforderungen verbunden sein kann, machen die positiven Auswirkungen auf die Qualität der Pflege, die Möglichkeit zur beruflichen Weiterentwicklung und der Beitrag zur Wissenschaft dies zu einer lohnenden Erfahrung.

Integration neuer Praktiken in der Regelversorgung

Im Laufe der Jahre haben Fortschritte in der medizinischen Forschung, technologische Entwicklungen und Erfahrungsberichte zur Entstehung neuer Praktiken im Gesundheitswesen geführt. Diese neuen Methoden können, wenn sie richtig integriert werden, die Wirksamkeit der Behandlung, die Qualität der Pflege und sogar das Wohlbefinden von Patienten und Angehörigen der Gesundheitsberufe verbessern. Doch wie werden diese neuen Praktiken angenommen und in die Regelversorgung integriert?

1. Bewertung neuer Praktiken :
a. Wissenschaftliche Validierung :
Bevor eine neue Praxis allgemein eingeführt wird, muss sie einer strengen Bewertung unterzogen werden, häufig durch

klinische Studien, um ihre Wirksamkeit und Sicherheit zu gewährleisten.

b. Vergleich mit der aktuellen Praxis :

Es ist von entscheidender Bedeutung, den neuen Ansatz mit bestehenden Methoden zu vergleichen, um festzustellen, ob er eine echte Verbesserung darstellt.

2. Bildung und Erziehung :

a. Weiterbildung :

Angehörige der Gesundheitsberufe wie Ärzte, Krankenpfleger und Techniker müssen in den neuen Methoden geschult werden. Dazu sind oft Workshops, Seminare und praktische Trainingseinheiten erforderlich.

b. Sensibilisierung :

Es ist auch entscheidend, Patienten und ihre Familien, wo es relevant ist, über neue Methoden und das, was sie erwarten können, zu informieren.

3. Schrittweise Umsetzung :

a. Treiber und Testprogramme :

Vor einer breiten Einführung können neue Praktiken in einer kontrollierten Umgebung getestet werden, z. B. in einer bestimmten Abteilung oder einem bestimmten Krankenhaus.

b. Feedback :

Bei der ersten Verwendung werden Rückmeldungen gesammelt, die für die Verfeinerung und Anpassung der Praxis von entscheidender Bedeutung sind.

4. Anpassung der Infrastruktur :

a. Ausstattung und Technologie :

Wenn eine neue Praxis den Einsatz neuer Technologien oder Geräte erfordert, wird es entscheidend sein, dafür zu sorgen, dass die medizinischen Einrichtungen entsprechend ausgestattet sind.

b. Protokolle und Richtlinien :

Medizinische Standardprotokolle und Leitlinien müssen möglicherweise aktualisiert werden, um die neue Methode zu integrieren.

5. Fortlaufende Bewertung :
a. Nachverfolgung der Ergebnisse :
Auch nachdem eine neue Praxis eingeführt wurde, ist es von entscheidender Bedeutung, die Ergebnisse weiterhin zu überwachen und zu bewerten, um sicherzustellen, dass sie für die Patienten weiterhin von Vorteil ist.
b. Anpassungsfähigkeit :
Die Angehörigen der Gesundheitsberufe müssen flexibel bleiben und bereit sein, die Praxis anzupassen oder zu ändern, wenn dies aufgrund von Ergebnissen oder neuen Informationen erforderlich ist.

Die Integration neuer Praktiken in die Routineversorgung ist ein komplexer Prozess, der eine sorgfältige Bewertung, angemessene Schulungen und eine sorgfältige Umsetzung erfordert. Mit einem Engagement für klinische Spitzenleistungen und das Wohl der Patienten können diese Innovationen jedoch zu einer besseren Pflege und besseren Ergebnissen für die Patienten führen.

Kapitel 27.
BERUFLICHE ENTWICKLUNG UND WEITERBILDUNG

Spezialisierungen in Akutmedizin

Die Akutmedizin ist ein weites Feld, das die Behandlung von Patienten mit plötzlich auftretenden, oft lebensbedrohlichen Erkrankungen umfasst. Obwohl die Akutmedizin als solche ein Spezialgebiet ist, umfasst sie mehrere Unterspezialisierungen, je nach den spezifischen Bedürfnissen der Patienten und den für ihre Behandlung erforderlichen Fähigkeiten. Diese Unterspezialisierungen erfordern zusätzliche Schulungen und spezifische Fachkenntnisse, um eine optimale Patientenversorgung zu gewährleisten.

1. Urgentologie
Die Notfallmedizin konzentriert sich auf die sofortige Beurteilung und Behandlung von Patienten, die in die Notaufnahme kommen. Dies erfordert Fähigkeiten in der Triage, der schnellen Diagnose und der Behandlung eines breiten Spektrums von Krankheitsbildern.

2. Medizinische Wiederbelebung
Intensivmediziner arbeiten auf der Intensivstation und behandeln schwerstkranke oder -verletzte Patienten. Sie kümmern sich um komplexe Fälle, die eine kontinuierliche Überwachung und Intervention erfordern.

3. Akute interventionelle Kardiologie
Dieses Teilgebiet befasst sich mit Herznotfällen wie Herzinfarkt, wobei interventionelle Techniken zur Wiederherstellung des Blutflusses eingesetzt werden.

4. Notfall-Neurologie

Notfallneurologen sind auf die Behandlung von Notfällen wie Schlaganfällen, Blutungen und Hirnverletzungen spezialisiert.

5. Traumatologie

Traumatologen behandeln schwere Verletzungen, die durch Unfälle, Stürze oder Gewalteinwirkung entstanden sind. Dazu können komplizierte Knochenbrüche, innere Verletzungen und multiple Traumata gehören.

6. Pädiatrische Notfallmedizin

Die Notfallpädiatrie konzentriert sich auf die Behandlung medizinischer Notfälle bei Kindern, vom Neugeborenen bis zum Teenager.

7. Notfalltoxikologie

Dieses Fachgebiet befasst sich mit Vergiftungen, Überdosierungen und der Exposition gegenüber gefährlichen Substanzen, die oft ein schnelles Eingreifen erfordern, um Schäden oder den Tod zu verhindern.

8. Geburtshilfliche und gynäkologische Notfälle

Spezialisiert auf Notfälle im Zusammenhang mit Schwangerschaft, Geburt und gynäkologischen Erkrankungen.

9. Notfallpsychiatrie

Die Behandlung akuter psychiatrischer Krisen, wie psychotische Episoden, Selbstmordversuche oder Notfälle im Zusammenhang mit der psychischen Gesundheit.

10. Geriatrische Akutmedizin

Fokussiert auf die einzigartigen Bedürfnisse älterer Patienten, die atypische Symptome aufweisen und multiple Komorbiditäten haben können.

Die Akutmedizin erfordert aufgrund ihrer Natur schnelles Handeln, präzise Entscheidungsfindung und spezifisches Fachwissen. Die oben genannten Subspezialisierungen ermöglichen einen gezielteren und spezialisierteren Ansatz zur Behandlung der verschiedenen medizinischen Notfälle. Mit der kontinuierlichen Weiterentwicklung der Medizin und der Technologie ist es wahrscheinlich, dass neue Subspezialisierungen entstehen, um den sich ändernden Bedürfnissen der Bevölkerung gerecht zu werden.

Bedeutung der Weiterbildung

In der sich ständig wandelnden Welt des Gesundheitswesens und der Medizin nimmt die Weiterbildung einen wichtigen Platz ein, um eine qualitativ hochwertige, sichere und wirksame Gesundheitsversorgung zu gewährleisten. Die kontinuierliche Weiterbildung ist nicht nur eine regulatorische Anforderung für viele Angehörige der Gesundheitsberufe, sondern auch grundlegend für ihre berufliche und persönliche Entwicklung. Hier sind die Gründe, warum Weiterbildung so wichtig ist :

1. Aktualisierung des Wissens
Die medizinische Forschung entwickelt sich in einem rasanten Tempo. Ständig kommen neue Studien, Techniken, Protokolle und Medikamente auf den Markt. Durch ständige Weiterbildung bleiben Gesundheitsfachkräfte auf dem neuesten Stand und stellen so sicher, dass Patienten die neuesten und wirksamsten Behandlungsmethoden erhalten.

2. Verbesserung der Fähigkeiten
Neben dem Erwerb von neuem Wissen bietet die Weiterbildung die Möglichkeit, vorhandene Fähigkeiten zu

verbessern und neue zu erlernen, sei es im klinischen, administrativen oder zwischenmenschlichen Bereich.

3. Stärkung der Patientensicherheit
Medizinische Fehler können schwerwiegende Folgen haben. Regelmäßige Schulungen zu bewährten Verfahren, Sicherheitsprotokollen und der richtigen Verwendung von Geräten können das Risiko von Fehlern verringern und die Patientensicherheit erhöhen.

4. Erfüllen Sie die regulatorischen Anforderungen
Viele Regulierungsbehörden verlangen, dass Angehörige der Gesundheitsberufe einen bestimmten Umfang an Fortbildungen absolvieren, um ihre Lizenz oder Zertifizierung aufrechtzuerhalten. Dadurch wird ein Mindeststandard an Ausbildung und Kompetenz gewährleistet.

5. Berufliche Entwicklung
Weiterbildung kann die Tür zu neuen Spezialisierungen, Karrierefortschritten oder Führungsrollen öffnen. Sie ist auch eine Gelegenheit zum Networking, bei der man sich mit Kollegen austauschen und von anderen lernen kann.

6. Erhöhtes Vertrauen
Indem sie sich auf dem Laufenden halten und ihre Fähigkeiten verbessern, gewinnen die Angehörigen der Gesundheitsberufe an Vertrauen in ihre Fähigkeit, eine qualitativ hochwertige Gesundheitsversorgung zu leisten.

7. Auf die sich ändernden Bedürfnisse der Gesellschaft reagieren
Die Weiterbildung ermöglicht es den Beschäftigten des Gesundheitswesens, sich an demografische Entwicklungen, neue Krankheiten oder Gesundheitskrisen wie Pandemien anzupassen.

8. Förderung der Interdisziplinarität
Die Ausbildung kann oft multidisziplinär sein und bietet die Möglichkeit, zu lernen, wie andere Berufe an die Pflege herangehen, was eine effektivere Zusammenarbeit fördert.

9. Erneuerung der Leidenschaft und des Engagements
Weiterbildung kann die Leidenschaft für den Beruf neu entfachen, eine Pause von der täglichen Routine bieten und Berufstätige daran erinnern, warum sie sich für ihre Berufung entschieden haben.

10. Ethische Verantwortung
Es ist die ethische Pflicht der Angehörigen der Gesundheitsberufe, die bestmögliche Versorgung zu gewährleisten. Weiterbildung ist eine Möglichkeit, dieser Verpflichtung nachzukommen, indem sie dafür sorgt, dass ihre Fähigkeiten und ihr Wissen auf dem neuesten Stand sind.

Weiterbildung ist weit mehr als nur eine Pflicht oder ein Kästchen, das man abhaken kann. Sie ist eine Verpflichtung zu professioneller Exzellenz, Patientensicherheit und Pflegequalität. In einem so wesentlichen und dynamischen Bereich wie dem Gesundheitswesen ist die Weiterbildung die Säule, die Kompetenz, Vertrauen und Mitgefühl unterstützt.

Sich an Forschung und Innovation beteiligen

Die Welt der Akutmedizin wird, wie viele andere Bereiche des Gesundheitswesens, zutiefst von Fortschritten in Forschung und Innovation beeinflusst. Diese Elemente leiten nicht nur Behandlungen oder Protokolle an, sondern definieren auch ständig neu, was in der Patientenversorgung erreicht werden kann. Die aktive

Teilnahme an Forschung und Innovation ist für alle Fachkräfte, die die Qualität der Patientenversorgung nicht nur aufrechterhalten, sondern auch verbessern wollen, von entscheidender Bedeutung. Hier erfahren Sie, warum und wie Sie sich daran beteiligen können:

1. Auf dem neuesten Stand des Wissens bleiben
Die medizinische Forschung entwickelt sich ständig weiter. Indem sie sich aktiv beteiligen, können Gesundheitsfachkräfte über die neuesten Entdeckungen, Techniken und Ansätze auf dem Laufenden bleiben und so eine evidenzbasierte Versorgung gewährleisten.

2. Beitrag zum Fortschritt der Medizin
Die Teilnahme an der Forschung bietet die Möglichkeit, an vorderster Front an Entdeckungen mitzuwirken, die die Medizin von morgen prägen werden. Es ist eine Chance, direkt zur Verbesserung von Behandlungen und Eingriffen beizutragen, die Generationen von Patienten zugute kommen.

3. Entwickeln Sie Fachwissen
Durch die Beteiligung an Forschungs- oder Innovationsprojekten kann man sich auf bestimmte Bereiche spezialisieren, neue Fähigkeiten erwerben und zu einer Referenz in seinem Bereich werden.

4. Interdisziplinäre Zusammenarbeit
Medizinische Forschung und Innovation sind oft das Ergebnis interdisziplinärer Zusammenarbeit. Dies bietet die Möglichkeit, sich mit Experten aus anderen Bereichen auszutauschen, von ihren Perspektiven zu lernen und Projekten eine reichhaltigere und umfassendere Dimension zu verleihen.

5. Unbefriedigte Bedürfnisse befriedigen
Die Teilnahme an der Forschung ermöglicht es, unerfüllte medizinische Bedürfnisse zu erkennen und zu erfüllen,

unabhängig davon, ob es sich um Behandlungen, Geräte, Techniken oder Verfahren handelt.

6. Erleichtern Sie die Einführung neuer Praktiken
Diejenigen, die an Forschung und Innovation beteiligt sind, sind oft die ersten, die neue Praktiken übernehmen und fördern, und spielen eine entscheidende Rolle bei der Schulung ihrer Kollegen und der Umsetzung vorteilhafter Veränderungen.

7. Institutionelle Unterstützung und Finanzierung
Viele Institutionen fördern die Forschung, indem sie Finanzierungen, Schulungen oder Ressourcen anbieten. Eine aktive Teilnahme kann Finanzierungsmöglichkeiten für Projekte, Konferenzen oder Schulungen eröffnen.

8. Berufliche Anerkennung
Der Beitrag zu Forschung und Innovation wird häufig anerkannt und gewürdigt und bietet Sichtbarkeit und Anerkennung auf nationaler oder internationaler Ebene.

9. Ethik und Verantwortung
Es ist die Pflicht der Angehörigen der Gesundheitsberufe, ständig nach Möglichkeiten zur Verbesserung der Patientenversorgung zu suchen. Forschung und Innovation sind direkte Mittel zur Erfüllung dieses ethischen Imperativs.

Forschung und Innovation in der Akutmedizin sind unerlässlich, um die Medizin voranzubringen und die Patientenversorgung zu verbessern. Indem sie sich aktiv einbringen, spielen Gesundheitsfachkräfte eine direkte Rolle bei der Gestaltung der Zukunft ihres Fachgebiets, während sie sich gleichzeitig beruflich weiterentwickeln und ihre Praxis bereichern.

Kapitel 28.
DIE ZUKUNFT DER AKUTMEDIZIN

Aufkommende Trends und zukünftige Herausforderungen

Die Akutmedizin, an der Schnittstelle zwischen Technologie, Forschung und klinischen Bedürfnissen, befindet sich in einem ständigen Wandel. Aufkommende Trends prägen die gegenwärtige Landschaft und stellen neue Herausforderungen für die Zukunft dar. Hier eine Erkundung einiger dieser Trends und der Hindernisse, die sie darstellen könnten.

1. Künstliche Intelligenz (KI) und Machine Learning
Mit dem Aufschwung der KI können fortschrittliche Algorithmen nun bei der Diagnose, der Vorhersage klinischer Ausgänge und der Personalisierung der Pflege helfen. Dies birgt zwar ein revolutionäres Potenzial, wirft aber auch Fragen zur Datensicherheit, Ethik und Abhängigkeit von der Technologie auf.

2. Telemedizin
Die COVID-19-Pandemie hat die Telemedizin ins Rampenlicht gerückt. Während diese Praxis eine größere Flexibilität und Zugänglichkeit bietet, stellt sie Herausforderungen in Bezug auf Datenschutz, Ausrüstung und geeignete Schulungen für das Personal dar.

3. Resistenz gegen Antibiotika
Der übermäßige und unangemessene Einsatz von Antibiotika hat zu einer Zunahme resistenter Bakterien geführt, wodurch bestimmte Infektionen schwerer zu behandeln sind. Dies ist eine große Herausforderung für die Akutmedizin, die einen umsichtigen und edukativen Umgang mit Verschreibungen erfordert.

4. Sich verändernde Demografie

Da die Bevölkerung in vielen Teilen der Welt immer älter wird, sehen sich Krankenhäuser und Kliniken mit einer Zunahme chronischer Krankheiten und Komorbiditäten konfrontiert. Dies erfordert einen multidisziplinären Ansatz und eine spezielle Ausbildung.

5. Personalisierung der Pflege

Die personalisierte Medizin, die auf der Genetik und den biomedizinischen Daten des Patienten beruht, gewinnt immer mehr an Bedeutung. Dies verspricht zwar gezieltere Behandlungen, erfordert aber auch eine gründliche Ausbildung und einen gerechten Zugang zu Ressourcen.

6. Gesundheitskrisen und Pandemien

Die Fähigkeit, schnell auf Epidemien oder Pandemien zu reagieren, ist von entscheidender Bedeutung. Die jüngsten Krisen haben gezeigt, wie wichtig Vorbereitung, Ausbildung und Flexibilität bei der Reaktion auf gesundheitliche Notfälle sind.

7. Berufliches Burnout

Stress und Druck in der Akutmedizin haben zu hohen Burnout-Raten geführt. Es ist von entscheidender Bedeutung, Maßnahmen zur Unterstützung, Schulung und zum Wohlbefinden des Personals zu ergreifen.

8. Innovationen bei der Ausstattung

Neue medizinische Geräte, die tragbarer und vernetzter sind, erleichtern die Überwachung und Behandlung von Patienten. Diese Innovationen erfordern jedoch, dass die Fähigkeiten des Personals ständig aktualisiert werden.

9. Weiterbildung

Angesichts der rasanten Entwicklung in der Medizin ist die Notwendigkeit von Weiterbildung und Spezialisierung dringender denn je, um eine qualitativ hochwertige Versorgung zu gewährleisten.

10. Ethische Fragen

Ethische Dilemmata wie die Einwilligung nach Aufklärung, das Lebensende oder der Zugang zur

Gesundheitsversorgung stehen weiterhin im Mittelpunkt der medizinischen Praxis und erfordern ständige Reflexion.

Während sich die Akutmedizin an diese Trends und Herausforderungen anpasst und weiterentwickelt, ist sie weiterhin ein dynamischer Bereich, der ständige Wachsamkeit, Anpassungsfähigkeit und die Verpflichtung zu klinischer Spitzenleistung erfordert. Wenn die Angehörigen der Gesundheitsberufe auf dem Laufenden bleiben und global zusammenarbeiten, können sie diese Herausforderungen meistern und allen Patienten eine qualitativ hochwertige Versorgung bieten.

Technologie und Telemedizin : Welche Auswirkungen hat das?

Die Technologie hat mit ihrer schnellen und unaufhaltsamen Entwicklung fast jeden Aspekt unseres täglichen Lebens verändert. In der Medizin und insbesondere in der Telemedizin sind diese Veränderungen tiefgreifend und umwälzend. Lassen Sie uns gemeinsam die Auswirkungen der Technologie und der Telemedizin auf die moderne Medizin erkunden.

1. Besserer Zugang zur Gesundheitsversorgung
Die Telemedizin überwindet geografische Barrieren und bietet abgelegenen, isolierten oder in ihrer Mobilität eingeschränkten Bevölkerungsgruppen Zugang zu medizinischer Versorgung. Das bedeutet, dass ein Patient, der in einer abgelegenen Region lebt, einen Spezialisten aufsuchen kann, ohne lange Strecken zurücklegen zu müssen.

2. Senkung der Kosten
Die Möglichkeit der Fernkonsultation kann zu einer Senkung der Kosten führen, die mit Reisen, unnötigen

Krankenhausaufenthalten und der übermäßigen Inanspruchnahme von Notdiensten verbunden sind.

3. Kontinuierliche Überwachung

Mithilfe von vernetzten Geräten können Ärzte die Vitalzeichen und den Gesundheitszustand von Patienten aus der Ferne überwachen, was besonders für Menschen mit chronischen Krankheiten von Vorteil ist.

4. Effizienz und Zeitersparnis

Telemedizin kann Wartezeiten verkürzen und die Terminvergabe erleichtern und so die Effizienz des Gesundheitssystems steigern.

5. Aufklärung und Befähigung der Patienten

Telemedizinische Plattformen bieten häufig Bildungsressourcen an, sodass Patienten ihren Gesundheitszustand besser verstehen und sich aktiv an ihrer Versorgung beteiligen können.

6. Herausforderungen in Bezug auf Vertraulichkeit und Sicherheit

Mit der Digitalisierung von Krankenakten und Online-Konsultationen wird der Schutz von Patientendaten immer wichtiger. Die Plattformen müssen eine lückenlose Sicherheit gewährleisten, um Datenverletzungen zu vermeiden.

7. Qualität der Pflege

Während die Telemedizin viele Vorteile bietet, ist die Qualität der Versorgung ein Anliegen. Kann eine Fernkonsultation eine persönliche Interaktion wirklich ersetzen? Das hängt von der jeweiligen Situation ab, wird aber derzeit noch diskutiert.

8. Ausbildung und Regulierung

Die Einführung von Technologie in die Medizin erfordert, dass die Angehörigen der Gesundheitsberufe in den neuen Instrumenten und Plattformen geschult werden. Darüber hinaus müssen sich die Vorschriften weiterentwickeln, um sich an diese neue Form der medizinischen Praxis anzupassen.

9. Entwicklung von Pflegemodellen

Mit der Telemedizin verändert sich das traditionelle Modell, dass der Patient ins Krankenhaus oder in die Klinik kommt. Wir bewegen uns auf ein Modell zu, bei dem die Versorgung zum Patienten kommt, egal wo er sich befindet.

10. Technologische Barrieren

Nicht jeder hat Zugang zu der für die Telemedizin erforderlichen Technologie oder fühlt sich mit ihrer Anwendung wohl. Es ist von entscheidender Bedeutung, sicherzustellen, dass diese Innovationen allen zugute kommen und nicht nur einer technologischen Elite.

Technologie und Telemedizin definieren die Medizin, wie wir sie kennen, neu. Sie bieten zwar beispiellose Möglichkeiten zur Verbesserung der Pflege und Effizienz, stellen uns aber auch vor Herausforderungen, die mit Umsicht und Weitsicht angegangen werden müssen. Die Zukunft der Medizin wird zweifellos von diesen Innovationen geprägt werden, und es ist von entscheidender Bedeutung, dafür zu sorgen, dass sie auf ethische und faire Weise eingesetzt werden.

Die sich verändernde Rolle des Krankenpflegers in einer sich verändernden Welt

In der weiten Welt des Gesundheitswesens ist der Krankenpfleger jene Säule, die - oft im Verborgenen - die Kontinuität der Pflege und die Sicherheit der Patienten gewährleistet. Mit dem technologischen Fortschritt, den soziokulturellen Umwälzungen und den aufeinanderfolgenden Gesundheitskrisen verändert sich die Rolle des Krankenpflegers ständig. Lassen Sie uns in diesen tiefgreifenden und zugleich notwendigen Wandel eintauchen.

1. Der Krankenpfleger, jenseits der technischen Pflege

Während der Krankenpfleger früher hauptsächlich als Ausführender von ärztlichen Verordnungen gesehen wurde, wird er heute als echter Kliniker anerkannt. Er beurteilt, plant, führt Interventionen durch und bewertet deren Wirksamkeit. Diese erweiterte Rolle ergibt sich zum Teil aus der Anerkennung der klinischen Fähigkeiten und der Notwendigkeit eines ganzheitlichen Ansatzes in der Pflege.

2. Fachliche Expertise

Angesichts des medizinischen Fortschritts und der wachsenden Bedürfnisse der Bevölkerung sind zahlreiche Spezialisierungen in der Krankenpflege entstanden: Krankenpfleger/in für Anästhesie, Neonatologie, Onkologie, Kardiologie und andere. Diese Spezialisierungen erfordern zusätzliche Ausbildungen und ermöglichen es, eine hochpräzise Pflege anzubieten.

3. Der praktizierende Krankenpfleger

Einige Länder haben die Rolle des praktizierenden Krankenpflegers eingeführt, der über eine fortgeschrittene Ausbildung verfügt und Medikamente verschreiben, Diagnosen stellen oder Behandlungen einleiten kann. Dies trägt dazu bei, Ärzte zu entlasten und den Zugang zur Gesundheitsversorgung zu verbessern.

4. Technologie und Krankenpfleger

Die Digitalisierung wirkt sich auch auf den Krankenpflegerberuf aus. Von elektronischen Patientenakten bis hin zu Fernüberwachungstools muss sich der Krankenpfleger an diese neuen Methoden anpassen und gleichzeitig dafür sorgen, dass die Menschlichkeit im Mittelpunkt seiner Praxis bleibt.

5. Gesundheitsförderung und Prävention

Der Krankenpfleger von heute spielt eine entscheidende Rolle bei der Prävention von Krankheiten und der Förderung gesunder Lebensgewohnheiten. Diese erzieherische Rolle ist angesichts der heutigen Herausforderungen im Bereich der öffentlichen Gesundheit von entscheidender Bedeutung.

6. Akteur der Veränderung

Krankenpfleger beteiligen sich zunehmend an Initiativen zur Qualitätsverbesserung und tragen durch Forschung, Bildung und Anwaltschaft dazu bei, die Zukunft der Gesundheitssysteme zu gestalten.

7. Gesellschaftliche Herausforderungen und Gesundheitskrisen

Notsituationen wie die COVID-19-Pandemie haben die Flexibilität, Belastbarkeit und entscheidende Bedeutung von Krankenpflegern hervorgehoben. Im Angesicht des Unbekannten standen sie an vorderster Front, passten ihre Praktiken an, managten Risiken und unterstützten Patienten in extrem schwierigen Zeiten.

8. Ethische Herausforderungen

Mit der zunehmenden Komplexität der Pflege und den moralischen Dilemmas, die mit dem Lebensende, der medizinischen Innovation oder der Gleichheit im Gesundheitswesen verbunden sind, sehen sich Krankenpfleger häufig mit Situationen konfrontiert, die eine tiefgehende ethische Reflexion erfordern.

Die Entwicklung der Rolle des Krankenpflegers spiegelt die sich verändernde Dynamik unserer Gesellschaft und die ständig wachsenden Bedürfnisse der Gesundheitssysteme wider. Diese Berufsgruppen werden mit ihrer Hingabe und ihrem Fachwissen auch weiterhin eine Schlüsselrolle spielen, sich anpassen und innovativ sein, um den Herausforderungen von morgen gerecht zu werden. Während sich die Welt verändert, bleibt der Kern des Krankenpflegeberufs - das Engagement für das Wohlergehen und die Würde des Patienten - konstant.

Kapitel 29.
RESSOURCEN UND WERKZEUGE FÜR DEN KRANKENPFLEGER IN DER AKUTMEDIZIN

Bücher, Zeitungen und Schlüsselpublikationen

In der Akutmedizin und im Krankenpflegerbereich gibt es eine Vielzahl wertvoller Ressourcen für Fachkräfte, die ihr Wissen erweitern und sich über die neuesten Entwicklungen und bewährten Verfahren auf dem Laufenden halten möchten. Hier eine nicht erschöpfende Liste der wichtigsten Bücher, Zeitschriften und Publikationen, die für diese Bereiche besonders relevant sind :

Bücher :

"Emergency Nursing: Principles and Practice" von Gary Jones und Ruth Endacott - Ein vollständiger Leitfaden für Krankenpfleger, die in Notaufnahmen arbeiten.

"Critical Care Nursing: Diagnosis and Management" von Linda D. Urden, Kathleen M. Stacy, und Mary E. Lough - Ein unverzichtbares Nachschlagewerk für die Intensivpflege.

"Pediatric Emergency Medicine" von Gary R. Strange und Robert W. Schafermeyer - Für alle, die mit Kindern in einem Notfallkontext arbeiten.

"Advanced Practice Nursing in the Care of Older Adults" von Laurie Kennedy-Malone, Kathleen Ryan Fletcher, und Lori Martin-Plank - Konzentriert sich auf Gerontologie und Altenpflege.

Zeitungen :

  Journal of Emergency Nursing (JEN) : Offizielle Publikation der Emergency Nurses Association (ENA). Sie behandelt Themen, die für Notfallkrankenpfleger relevant sind.

  Critical Care Nurse (CCN) : Eine Fachzeitschrift für Krankenpfleger in der Intensivpflege, die Forschungsartikel, Fallstudien und Literaturübersichten bietet.

  American Journal of Critical Care (AJCC): Veröffentlicht Forschungsergebnisse, Kommentare und praktische Artikel für Fachkräfte in der Intensivpflege.

  Pediatric Emergency Care: Konzentriert sich auf pädiatrische Notfälle und ist eine wichtige Ressource für diejenigen, die mit jüngeren Patienten arbeiten.

Wichtige Veröffentlichungen :

  "Guidelines for the Management of Acute Care Patients": Eine von verschiedenen Berufsverbänden häufig aktualisierte Publikation, die evidenzbasierte Richtlinien für die Behandlung von Akutpatienten bereitstellt.

  "Standards of Critical Care Nursing Practice": Legt Standards für Krankenpfleger fest, die auf Intensivstationen tätig sind.

  "Emergency Triage: Manchester Triage **Group:** Ein wichtiges Handbuch für die Triage in der Notaufnahme, das international weitgehend übernommen wurde.

Es ist wichtig zu beachten, dass die Relevanz dieser Ressourcen je nach Region, Land und lokalen Protokollen unterschiedlich sein kann. Darüber hinaus ist es angesichts der raschen Entwicklung der Medizin und der Pflegepraktiken für Angehörige der Gesundheitsberufe von entscheidender Bedeutung, regelmäßig aktualisierte

Quellen zu konsultieren und an Weiterbildungsmaßnahmen teilzunehmen.

Hier eine nicht erschöpfende Liste von Ressourcen, die für französischsprachige Berufstätige relevant sind :

Bücher :

- **"Notfälle für den Krankenpfleger"** von S. David - Ein praktischer und vollständiger Leitfaden für Krankenpfleger, die mit Notfallsituationen konfrontiert sind.
- **"Krankenpflegerische Praxis in der Intensivpflege"** von C. Dupont und C. Aubert - Dieses Buch bietet einen umfassenden Ansatz für die Pflege auf Intensivstationen und Intensivstationen.
- **"Pädiatrische Notfälle"** von V. Gajdos und B. Chevallier - Eine Referenz für die Behandlung von Notfällen bei Kindern.
- **"Palliative Care: A practical guide for healthcare professionals"** von B. Rioualen und P. Grandet - Eine wichtige Ressource zur Begleitung am Lebensende.

Zeitungen :

- **"Revue de l'Infirmière"**: Eine Zeitung, die sich mit aktuellen beruflichen Themen, Innovationen in der Pflege und den Herausforderungen des Berufs befasst.
- **"Pflege, die Fachzeitschrift** für Krankenpfleger: Deckt eine Vielzahl von Themen ab, die für Krankenpfleger relevant sind, mit einem besonderen Schwerpunkt auf der klinischen Praxis.
- **"Annales Françaises de Médecine d'Urgence"**: Eine Publikation, die sich auf die Notfallmedizin in Frankreich konzentriert und Forschungsartikel, Rezensionen und Fallstudien enthält.
- **"Reanimation"**: Zeitung, die sich der Intensivpflege und der Wiederbelebung widmet.

Wichtige Veröffentlichungen :

"Guidelines for Clinical Practice (GCP)" (Empfehlungen für die klinische Praxis) : Diese Empfehlungen werden von verschiedenen wissenschaftlichen Gesellschaften veröffentlicht und bieten evidenzbasierte Richtlinien für verschiedene klinische Situationen.

"Protokolle in der geburtshilflichen Anästhesie und Analgesie": Eine Schlüsselpublikation für alle, die im Bereich der Anästhesie, insbesondere in der Geburtshilfe, arbeiten.

"Guide to Triage in Emergencies": Dieser Leitfaden basiert auf dem Canadian Triage and Severity System for Emergencies (CTAS) und wird in französischsprachigen Notaufnahmen häufig verwendet.

Für deutschsprachige Gesundheitsfachkräfte ist es von entscheidender Bedeutung, sich über die neuesten Entwicklungen in ihrem Bereich auf dem Laufenden zu halten. Dazu gehört die regelmäßige Konsultation einschlägiger Publikationen, die Teilnahme an Schulungen und Konferenzen sowie das Engagement in beruflichen Netzwerken.

Berufsverbände und Networking

Networking und die Mitgliedschaft in Berufsverbänden sind für Krankenpfleger und andere Angehörige der Gesundheitsberufe von entscheidender Bedeutung. Sie bieten Möglichkeiten für die berufliche Entwicklung, den Wissensaustausch, die Weiterbildung und die fachliche und emotionale Unterstützung. Für französischsprachige Berufsangehörige gibt es viele relevante Verbände :

1. Allgemeine Berufsverbände :
   - **Ordre National des Infirmiers (ONI)**: Dies ist die Organisation, in der die Krankenpfleger in Frankreich zusammengeschlossen sind. Ihr Ziel ist es, den Berufsstand zu vertreten, seine Interessen zu verteidigen und den Berufsangehörigen Ressourcen anzubieten.
   - **Fédération Interprofessionnelle de la Santé du Québec (FIQ)**: Diese Organisation in Québec vertritt hauptsächlich Krankenpfleger und Krankenpflegehelfer.
2. Spezialisierte Berufsverbände :
   - **Société Française de Médecine d'Urgence (SFMU)**: Sie vereint Fachleute, die im Bereich der medizinischen Notfallmedizin tätig sind, und fördert die Forschung, Bildung und Ausbildung in diesem Bereich.
   - Association Française de Pédiatrie Ambulatoire (AFPA): Für diejenigen, die sich auf Pädiatrie spezialisiert haben.
   - **Société de Réanimation de Langue Française (SRLF)**: Sie betrifft Fachkräfte, die in Intensivstationen arbeiten.
3. Vernetzungsgruppen :
   - **Internationale Tage der Qualität in Krankenhäusern und im Gesundheitswesen (JIQHS)**: Dies ist ein jährliches Treffen für

Gesundheitsfachkräfte, die sich über die Qualität der Pflege und die Sicherheit der Patienten austauschen möchten.

Kongresse für Krankenpfleger und Krankenschwestern: Verschiedene regelmäßig stattfindende Kongresse bieten Gelegenheit zur Weiterbildung und zum Networking.

4. Online-Plattformen :

Krankenpfleger.com: Dies ist ein Informationsportal und ein Forum für französischsprachige Krankenpfleger.

Berufliche soziale Netzwerke wie LinkedIn ermöglichen es auch, sich mit Kollegen zu vernetzen, an Fachgruppen teilzunehmen und über die neuesten Nachrichten und Möglichkeiten in dem Bereich auf dem Laufenden zu bleiben.

Krankenpflegern und anderen Angehörigen der Gesundheitsberufe wird empfohlen, einem oder mehreren dieser Verbände beizutreten und sich aktiv an deren Aktivitäten zu beteiligen. Dies kann nicht nur ihre berufliche Laufbahn bereichern, sondern ihnen auch wertvolle Unterstützung bieten, insbesondere in so anspruchsvollen Bereichen wie der Akutmedizin.

Kurse, Schulungen, und zusätzliche Zertifizierungen

Im Bereich der Akutmedizin ist es unerlässlich, dass Krankenpfleger und andere Angehörige der Gesundheitsberufe sich während ihrer gesamten Laufbahn weiterbilden und fortbilden. Dies gewährleistet nicht nur, dass ihre Fähigkeiten ständig auf dem neuesten Stand sind, sondern entspricht auch den sich ändernden Anforderungen an Technologien, Techniken und klinische Richtlinien. Im Folgenden sind einige der für Krankenpfleger relevanten zusätzlichen Kurse, Schulungen und Zertifizierungen in diesem Bereich aufgeführt:

1. Notfalltrainings :
   - **Advanced Life Support (ALS)**: Fortgeschrittene Ausbildung in kardiopulmonaler Reanimation.
   - **Pediatric Advanced Life Support (PALS)**: Fokussiert auf pädiatrische Notfälle.
   - **Trauma Nursing Core Course (TNCC)**: Speziell für die Krankenpflege von Traumapatienten.
2. Medizinische Fachrichtungen :
   - **Zertifizierung in Intensivpflege** : Für diejenigen, die auf der Intensivstation arbeiten oder arbeiten möchten.
   - **Zertifizierung in Kardiologie**: Speziell für die akute Herzversorgung.
3. Umgang mit speziellen Patienten :
   - **Schulung in psychischer Gesundheit in Notfällen**: Zur Bewältigung psychiatrischer Krisen in Notfallsituationen.
   - **Geriatrieausbildung**: Speziell für die Behandlung älterer Patienten in Notfallsituationen.

4. Zusätzliche Schulungen :

- **Zertifizierung im Umgang mit Krisensituationen**: Wesentlich für den Umgang mit Situationen wie Gewalt oder Aggressionen in Krankenhäusern.
- **Training in medizinischer Kommunikation**: Zur Verbesserung der Kommunikation mit Patienten, ihren Familien und dem Pflegeteam.

5. Technologie und Ausrüstung :

- **Zertifizierung in Notfallultraschall**: Einsatz von Ultraschall zur schnellen Diagnose in Notfallsituationen.
- **Ausbildung in Telemedizin**: Für den Einsatz von Fernkommunikationstechnologien in der Patientenversorgung.

6. Management und Führung :

- **Teammanagement-Schulung**: Für leitende Krankenpfleger oder Personen, die eine Führungsrolle anstreben.
- **Kurs in medizinischer Ethik**: Zur Navigation in komplexen ethischen Situationen in der Akutmedizin.

7. Forschungsausbildungen :

- **Kurse in Forschungsmethodik**: Für Krankenpfleger, die an klinischer oder akademischer Forschung interessiert sind.

Es ist zu beachten, dass die Verfügbarkeit und Relevanz dieser Kurse und Zertifizierungen je nach Region und Land unterschiedlich sein kann. Darüber hinaus ist die Teilnahme an Kongressen, Workshops und Seminaren ebenfalls eine hervorragende Möglichkeit, sich über die neuesten Trends und Fortschritte in diesem Bereich zu informieren.

www.ingramcontent.com/pod-product-compliance
Lightning Source LLC
Chambersburg PA
CBHW072146290526
45794CB00004B/1427